信息化与精准医疗研究丛书

精准医疗服务系统
构建与运行保障研究

翟运开　蒋　帅　路　薇　崔芳芳　编著

科 学 出 版 社

北 京

内 容 简 介

本书共 8 章,第 1～3 章分别为研究问题的提出、精准医疗服务系统形成机制研究和精准医疗联合体构建;第 4～7 章对精准医疗服务系统内的关键要素进行了阐述,包括精准医疗服务成本与价格分析、服务质量评价、人才队伍建设和政策保障机制;第 8 章对全书进行了总结和展望。

本书内容翔实,逻辑清晰,可供精准医疗科研人员、医疗管理人员、临床医生、高校学生,以及对精准医疗感兴趣的人员使用。

图书在版编目(CIP)数据

精准医疗服务系统构建与运行保障研究 / 翟运开等编著. —北京:科学出版社,2021.7

(信息化与精准医疗研究丛书)

ISBN 978-7-03-067273-5

Ⅰ. ①精… Ⅱ. ①翟… Ⅲ. ①医疗卫生服务-研究 Ⅳ. ①R197.1

中国版本图书馆 CIP 数据核字(2020)第 265236 号

责任编辑:马晓伟 刘 川 / 责任校对:杨 赛
责任印制:李 彤 / 封面设计:吴朝洪

科 学 出 版 社 出版
北京东黄城根北街 16 号
邮政编码:100717
http://www.sciencep.com

北京建宏印刷有限公司 印刷
科学出版社发行 各地新华书店经销
*

2021 年 7 月第 一 版 开本:720×1000 1/16
2023 年 1 月第三次印刷 印张:8 3/4
字数:176 000

定价:68.00 元
(如有印装质量问题,我社负责调换)

前　　言

　　随着生物医药技术的不断进步，精准医疗在世界范围内得到迅速发展，各国竞相开展精准医疗研究。精准医疗是在个体化医疗基础上发展而来的，考虑患者组学信息、生活方式和环境等因素，利用分子生物技术、分子影像技术、生物信息技术等高新技术为患者制定精准预防、精准诊断和精准治疗方案的一种新型的医疗模式。这势必改变现有的诊疗模式，为现代医疗带来一场变革，为推动实施《"健康中国 2030"规划纲要》和提高全民健康水平发挥重要作用。

　　精准医疗服务系统是提供精准医疗服务的载体和媒介，可推动精准医疗计划的落地，极大地满足患者的医疗服务需求。2016 年，《科技部关于发布国家重点研发计划精准医学研究等重点专项 2016 年度项目申报指南的通知》（国科发资〔2016〕69 号）的发布，标志着精准医疗重大专项科研已经启动，明确了精准医疗发展目标和任务，至此，精准医疗发展计划正式进入实施阶段。我国精准医疗的重点任务之一是在 2021～2030 年组织实施"中国精准医学"科技重大专项，在已建研究体系基础上，扩展到其他重要疾病领域。在国家政策引导下，精准医疗得到较快发展，随之而来的机遇与挑战启示我们要加快推进精准医疗服务系统研究，以构建精准医疗发展的相关支撑体系。

　　精准医疗服务系统涉及诸多要素，包括医疗机构、患者、医务人员、企业、宏观政策、技术标准等。在这个复杂的系统中，要保证精准医疗实现服务目标，就需要系统内各要素形成高效有序的运行网络。本书通过深入浅出地剖析精准医疗服务系统要素及其关系，将精准医疗系统构建与运行体系展现给读者。全书共 8 章，前 3 章分别为研究问题的提出、精准医疗服务系统形成机制和精准医疗联合体构建，接下来 4 章对精准医疗服务系统内的关键要素进行阐述，包括精准医疗服务成本与价格分析、服务质量评价、人才队伍建设和政策保障机制，最后 1 章对全书予以总结和展望。本书研究内容翔实，逻辑清晰，希望能够为我国精准医疗服务系统的建设与运行提供重要的参考，也为读者了解和探索精准医疗服务系统提供参考和借鉴。

本书在编写过程中得到了精准医疗领域同仁们的大力支持，并获得国家重点研发计划（2017YFC0909900）、河南省高校科技创新团队支持计划（20IRTSTHN028）、河南省医学科技攻关计划联合共建项目（2018020120）等课题的资助，在此一并表示感谢！

作为一种新兴的医疗服务模式，精准医疗将会成为医学与健康事业发展的新目标，它将改变人类对疾病的认识，以及变革传统医疗模式，为人们提供更精准、更高效的医疗健康服务。

编　者

2020 年 11 月

目　　录

1

精准医疗相关研究问题的提出

健康是促进人的全面发展的必然要求,是经济社会发展的基础条件,是民族昌盛和国家富强的重要标志,也是广大人民群众的共同追求。党的十八届五中全会明确提出推进健康中国建设,从"五位一体"总体布局和"四个全面"战略布局出发,对当前和今后一个时期更好地保障人民健康做出了制度性安排。党的十九大报告提出"实施健康中国战略",把人民健康放在优先发展的战略位置,提高全民健康水平。精准医疗是我国医疗卫生领域取得重大发展的新的机遇,也是广大人民群众对健康的新需求,对推动实施"健康中国"行动计划和提高全民健康水平发挥着不可忽视的作用。通常精准医疗是指在组学技术、分子影像技术和分子病理学等技术的发展下,借助现代化信息手段,对患者的临床诊疗数据、遗传学数据和个性化环境数据进行综合分析,对疾病进行重新定义、分类、诊断、治疗的一种新的医疗模式,为患者提供个体化诊疗服务,降低医疗成本、节省医疗费用、增强诊疗的精准性,进而实现疾病的精准预防和诊疗,提高诊疗效果,保障人民群众的身体健康,推进"健康中国"行动计划。

1.1 研究背景

1.1.1 我国国民健康面临挑战

随着人民群众生活水平的不断提高,人们对医疗卫生服务的要求也越来越高,但是近年来，人口老龄化、医疗资源分配不均、不良生活方式等使我国居民疾病负担加重，全民健康面临一系列挑战。

（1）疾病负担加重

1）慢性病：我国每年超过 300 万人在 70 岁以前死于各种非传染性疾病[1]，慢性病已成为威胁我国居民健康的主要原因之一。以心血管疾病为例，心血管疾病是世界范围内威胁人类健康和生命的重要疾病，居我国死因的首位。随着我国经济社会的迅速发展，以及城市化、老龄化进程加快，生活方式转变，心血管疾病患病率快速升高，严重威胁国民健康，给家庭和社会带来了巨大的经济负担。

据《中国心血管病报告 2018》数据显示[2]，我国心血管疾病患病率呈上升趋势。全国约有 2.9 亿心血管疾病患者，平均每 5 名成人中就有 1 名心血管疾病患者；在心血管疾病危险因素高发背景下，有高血压患者约 2.45 亿、脑卒中患者约 1300 万、心力衰竭患者约 450 万、风湿性心脏病患者约 250 万、先天性心脏病患者约 200 万等。从 2009 年起，农村心血管疾病死亡率超过并持续高于城市水平。有数据显示，2015 年农村心血管疾病死亡率为 298.42/10 万，城市为 264.84/10 万；从死因构成来看，2015 年城市和农村心血管疾病死亡占总死亡的比例分别为 42.61%和 45.01%，居各种死因的首位，平均每死亡 5 个人中就有 2 个人归因于心血管疾病。尽管我国年龄标化的心血管疾病死亡率下降，但由于我国人口老龄化等因素影响，心血管疾病死亡的绝对数字仍在快速上升。

心血管疾病造成的健康寿命损失较为严重。伤残调整寿命年（disability adjusted life year，DALY）是评价因疾病所致早死和残疾而损失的健康寿命年的综合指标，是目前应用最多也最具代表性的疾病负担评价和测量指标。1990～2016 年，我国心血管病总疾病负担绝对值（DALY 总量）增长了 33.7%，其中男性增长了 51.8%，远高于女性（12.1%），是造成我国居民健康寿命损失最大的疾病负担和主要的公共卫生问题。中国发展研究基金会发布的《中国发展报告 2020：中国人口老龄化的发展趋势和政策》预测提示，我国即将跨入深度老龄化社会。如仅考虑老龄化和人口增长因素，2010～2030 年我国 35～84 岁人群心血管事件将增加至少 50%；如果再将血压、总胆固醇、糖尿病和吸烟率纳入考虑范围，心血管事件数还将额外增加 23%。据此估计，2010～2030 年我国心血管事件数将增加 2130 万，心血管疾病死亡数将增加 770 万，与 2000～2009 年相比，2020～2029 年冠心病事件数和死亡数将分别增加 780 万和 340 万，心血管疾病负担将持续加重，未来 30 年我国心血管疾病形势严峻。

2）癌症：癌症是当今危害人类健康的主要疾病之一。据统计，2018 年全球癌症新发病例 1810 万例，死亡达到半数，其中我国的发病人数居全球首位，2018年新增病例数达 380.4 万例[3]。当前，我国癌症的发病率和死亡率呈现上升趋势，癌症已成为第一死因[4]，每天约有 10 000 人被诊断为癌症，每分钟新增 7 名癌症患者，并有 5 人因癌症死亡。癌症已成为一种常见病，甚至是高发病。根据美国癌症学会的统计，男性的终身患癌率高达 39.3%，女性约为 37.7%，由此可见癌症的影响范围不断扩大，并且对患者、家庭甚至国家都带来了巨大的损失[5]。如何破解治癌难题，改变"闻癌色变，患癌绝望"的困境，已成全球各国亟待解决的难题。

《2018 年全球癌症统计数据》显示，在我国，男性群体中发病率最高的癌症主要是肺癌、胃癌和肝癌。其中，肺癌占总发病数的 20.21%，胃癌占 19.02%，肝癌占 13.68%，这也是男性群体中死亡率最高的 3 种癌症类型。女性群体中发病率最高的前 3 种癌症分别是乳腺癌、肺癌、结直肠癌，其发病率占比分别为 17.07%、14.94%、9.08%；在女性群体中死亡率最高的癌症分别为肺癌、胃癌和食管癌。鉴于癌症发病率不断增长的趋势和人们的疾病负担不断加重，各国在癌症的预防和治疗方面投入了大量的人力和物力，以期取得重大突破，缓解居民的疾病负担。

（2）不良生活方式盛行

我国慢性病患者数量庞大，不良生活方式是重要原因。生活水平的提高、智能化技术的发展、饮食结构的改变、生活节奏加快、工作压力日益增加、久坐少运动的生活方式盛行等各种因素，引起了一系列的生理健康问题，以至于我国高血压、血脂异常、超重或肥胖、糖尿病、心血管病等慢性病频发。

不良生活方式带来的肥胖、血脂异常、高血压等慢性病，引发了一系列的健康问题。根据中国心脏大会（深圳，2019 年 11 月）报告资料显示，2000 年起，我国男女居民身体活动水平分别下降 44% 和 36%，而体力活动水平下降预计增加70 万例血管事件。《中国心血管健康与疾病报告 2019》显示，我国血脂异常发病率逐年增加，但知晓率仅 30%，控制率不足 10%。基层血压控制知晓率、治疗率、好转率（简称"三率"）偏低，其中知晓率为 36%，治疗率为 23%，控制率仅为6%。药物使用也不合理，仅 11% 的高血压处方中使用了高临床价值药物。基层对高血压、高血糖、高血脂的防控能力堪忧，远远不足以遏制我国心血管病的流行。随着我国即将跨入深度老龄化社会，以上各种因素必然导致我国心血管疾病负担持续加重，政府、医院、家庭都将面临严峻的挑战。

（3）疾病临床诊疗的局限性

我国基因治疗研究及临床试验与发达国家几乎同期起步，我国在 1991 年进行了世界上首例血友病 B 的基因治疗临床试验[6]。近年来，国家重视对重大疾病的防控，通过"973""863"等重大项目的资助计划，我国在重大疾病的防治方面取得了突出进展，建立了从原创性基础研究到前沿技术、关键技术研发的技术链[6]。中国科学院院士、上海药物研究所研究员蒋华良分析生命科学发展面临的新机遇、新挑战时认为，我国新药研发经历了"跟踪仿制阶段"和"模仿创新阶段"，目前已进入"原始创新阶段"。我国在药品研发方面取得了突出成就和进展，但与发达国家相比，我国新药研发存在严重不足，原创理论和原创技术缺乏，导致原创新药的缺乏，并且在基因治疗的靶向性研究、临床前的安全性评价和基因治疗的临床试验研究方面存在着诸多问题，还需进一步加强研究以实现重点突破。

在科技快速发展的背景下，我国医疗技术能力和医疗质量水平取得了较大发展，但临床药学的应用和研发方面却发展较慢。据统计，每年一半的癌症死亡病例是由药物导致而不是癌症本身[7]。目前，我国在临床用药方面主要存在以下几类问题：①用药不合理。重大疾病的发生往往会伴随其他基础性疾病，在治疗过程中需要联合用药，这就很可能出现一些毒副作用，威胁人体健康。②药物用法和用量不合理。对于患相同疾病的不同患者或临床症状相似的不同患者，现在大多采用"一刀切"的药物用法和用量，每类药物针对不同疾病的用法和用量相同，这就造成了药物的不精准使用，可能造成患者的不良反应，也是对药物资源的浪费，增加了药物费用的无用支出。另外，用药的不合理不仅会影响临床的治疗效果，还会延误病情，甚至威胁患者的生命安全[8]。

因此，寻求减轻疾病负担、提升国民健康、提高疾病诊断和治疗效率的科学技术手段和实施模式，破解当前制约我国医疗卫生发展的困境，一直是卫生事业从业者长期关注的问题。

1.1.2 精准医疗是破解我国医疗卫生领域突出问题的有效举措

我国心血管疾病等慢性病的疾病负担呈持续上升趋势，严重威胁着居民健康，是我国的重要公共卫生问题，防治工作刻不容缓。我们应当把握机遇，推广有效、适用的防治措施，争取早日使我国心血管疾病持续增长的态势得到较好控制。在现代化信息技术及生物技术迅猛发展的今天，有效利用现代化信息技术手段对患者的临床数据、生物学数据和个性化环境数据进行深入挖掘，以探索疾病发展的客观规律，制定个体化的疾病防治方案的精准医疗模式在慢性疾病防治中的作用越来越凸显。干细胞和再生医学为有效治疗心血管疾病、神经退行性疾病、严重烧伤、脊髓损伤等难治愈疾病提供了新的途径，有望成为继药物治疗、手术治疗后的第 3 种疾病治疗途径，引发新一轮医学革命。

精准医疗为癌症的诊治提供了新的机遇。精准医疗侧重于对基因组、分子标志物和人体个性化信息的深入分析，进一步从癌症基因组中筛选和鉴定驱动基因突变的因素，通过不断的试验和追踪，阐释癌症的发生机制和转移机制，建立癌症的防治体系，实现癌症的精确诊断、分子分型和靶向治疗[9]，使得对癌症的管控更加精准，其中细胞免疫疗法被认为是最有前景的肿瘤治疗方式之一。2017 年，瑞士诺华公司推出了世界上首个 CAR-T 基因疗法，经美国食品药品监督管理局（Food and Drug Administration，FDA）正式批准上市，用于治疗急性淋巴细胞白血病。我国也已有 CAR-T 疗法上市，并有十几个产品正在申请上市。同时，技术的进步和诊疗的精准性能够减少居民在医疗方面的支出，减轻疾病负担，也能够降低传统药物非选择性导致的不良反应的发生率[10]，提升国民健康水平。

精准医疗也给新药研发带来了新的机遇。合成生物学被誉为继 DNA 双螺旋结构和人类基因组测序之后的"第三次生物学革命"，也被认为是改变世界的颠覆性技术。目前，科学家已经能够设计多种基因控制模块，组装具有更复杂功能的生物系统，比如现已培养出用于诊断早期癌症与糖尿病的细菌。

21 世纪是生命科学的世纪。在 *Science* 创刊 125 周年公布的 125 个最具挑战性的科学问题中，46%属于生命科学领域。当前，生命与健康领域正在走向"定量检测解析"、"预测编程"和"调控再造"，加速孕育一批具有重大产业变革前景的颠覆性技术，将对药物研发、基因治疗、生物育种、生物安全、现代农业等领域带来深远的影响。

当前，生命健康受到前所未有的关注，大健康产业迅速兴起，已成为发展潜力最大的未来产业。大健康时代下，政策环境利好，新药研发势头持续强劲。中国科学院院士、上海药物研究所研究员蒋华良分析生命科学发展面临的新机遇、新挑战认为，生命科学、数理科学、计算机信息科学和工程学的汇聚，特别是大数据和人工智能技术的应用，将带来生命科学的第三次革命，助推生命科学领域取得突破。生命科学研究新技术、新方法加速走向临床应用，推动医学向"个性化精准诊治"和"关口前移的健康医学"新阶段发展。

医学实践表明，任何一种重大疾病的最终控制、慢性病临床诊疗的突破、医疗技能的提升，以及药物研发的任何一种突破，都有赖于医疗技术的创新和现代信息技术水平的提升。随着生物信息学、基因组学、分子生物学、计算机科学等技术的发展，我国的医疗卫生行业面临新的机遇，推动了我国精准医疗的进一步发展。

1.1.3 精准医疗服务系统是精准医疗服务良好开展的支撑和保障

精准医疗服务的开展涉及诸多运营问题，包括精准医疗服务的需求、产生、传递、运营、价格、质量、评估等，全面分析上述问题并构建精准医疗服务系统与运行保障体系是精准医疗服务良好开展的基础。分析精准医疗的服务需求、产生、传递过程，能够充分了解精准医疗的形成机制，确定精准医疗服务开展过程中的关键要素组成及其相互间的关系，实现以需求为导向的精准医疗服务运行模式。对精准医疗服务运营问题的探讨能够明晰精准医疗服务运营主体，并确定各主体权责问题，也可以明确当前精准医疗服务的需求，构建促进精准医疗服务发展的支撑体系，进而探索符合我国国情的精准医疗运营模式。成本和价格的分析有利于促进精准医疗的合理收费，实现精准医疗的规范化运营。质量是保证任何一个组织/服务立于竞争市场的核心要素，对精准医疗服务质量的评估和不断改进是精准医疗服务得以持续发展的重要基石。

对上述精准医疗运营问题的相关研究，对于促进精准医疗的规范化、科学化、持续化运营起着重要作用，而精准医疗服务系统的构建决定了精准医疗服务的主体及其权责机制，决定了精准医疗服务的精细化程度及其质量和水平。因此，精准医疗服务系统的构建与运行保障体系的研究是开展精准医疗服务的基础性工作，是精准医疗服务有效开展的前提，受到了国家卫生健康委员会等相关部门的高度重视和业界学者的广泛关注。

1.2 研 究 意 义

作为下一代诊疗技术，精准医疗具有重要的理论和实践意义。一方面，精准医疗理论研究有利于完善数据科学学科体系，丰富和创新临床及转化医学研究；

另一方面，基于大数据的精准医疗服务可以实现在合适的时间给予患者合适的治疗[11]，保障医疗安全，改善医院经营管理。

本书主要以精准医疗服务为研究对象，介绍了精准医疗服务系统构建及其运行保障机制研究，同样具有理论和实践意义。从理论层面看，构建精准医疗服务系统及其运行保障体系，奠定和完善精准医疗运行保障和发展的理论基础，可为精准医疗服务的运营发展提供理论指导；提出精准医疗联合体，创新精准医疗服务运行机制，可为精准医疗的运行提供理论指导；随着体系的逐步完善，促进精准医疗服务的规范化、科学化、常态化，完善精准医疗运行机制体制。从实践层面看，构建精准医疗服务系统，有效实现精准医疗服务的系统化实施，切实保障人民群众生命安全和身体健康；构建精准医疗联合体策略，优化各级医院精准医疗服务的实施过程和施行策略，明确主体权责，指导精准医疗服务实践，优化医院卫生资源的投入结构，提升资源利用效率，提高我国医疗水平和医疗治理能力。

1.3　研　究　现　状

1.3.1　国外研究现状

以"Web of Science"为外文文献来源，以"precision medicine"为主题词，时间范围为 1950 年至 2020 年，文献类型为"Article"进行外文文献的检索。检索到精准医疗相关文献 26 386 篇，相关文献从 1979 年开始出现，其时间序列分布如图 1-1 所示（1979 年和 1997 年各检索出文献 1 篇，由于时间的非连贯性，故不在图中列出）。可以看出，精准医疗相关论文数量从 2010 年开始呈爆发式增长，且呈现逐年递增的趋势。进一步分析发现，精准医疗相关研究方向的前 5 位分别是 Genetics & Heredity（基因和遗传学）、Pharmacology & Pharmacy（药理与制药）、Oncology（肿瘤学）、Biochemistry and Molecular Biology（生物化学与分子生物学）和 Health Care Sciences Services（医疗保健科学与服务）。

通过对精准医疗相关研究文献的分析可以发现，国外精准医疗研究主要集中在以疾病治疗为基础、以人为中心、围绕精准医疗信息服务问题以及基于大数据的相关研究。

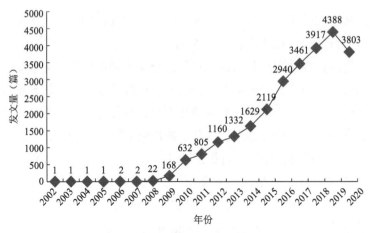

图 1-1　国际精准医疗发文趋势

（1）以疾病治疗为基础的相关研究

国际精准医疗研究对肿瘤的关注度较高，该方面的研究主要是关于大规模样本的实验型研究，集中在临床、动物试验等，注重结果的重现性。美国总统奥巴马在 2015 年提出"精准医疗计划"，该计划提出在 2016 年投入 2.15 亿美元的医学研究经费，分肿瘤治疗和系统精准医疗两个阶段来推动个体化基因组学研究，帮助医生更加准确地了解发病原因，精准用药，尽量减少副作用。分子靶向治疗、抗肿瘤药物是精准医疗领域的研究重点，尤其是在肺肿瘤和乳腺肿瘤领域[11]。分子靶向治疗根据肿瘤细胞与正常细胞分子生物学上的差异在分子层面精准定向作用于肿瘤细胞的某些靶点，可以在减少对正常细胞影响的同时特异性地杀伤肿瘤细胞，是肿瘤药物治疗的重要手段[12,13]。根据美国 FDA 数据，自 2015 年以来，FDA已经批准了 113 种肿瘤靶向药物[14]。新型分子靶向药物在临床实践中取得了显著的疗效，实践证明分子靶向治疗理论的正确性与可行性，把肿瘤治疗推向了一个前所未有的新阶段。针对肿瘤信号转导的靶向治疗在精准医疗领域也占据了重要的地位，而调节细胞增殖和凋亡转导途径在精准医疗研究中占有很大比例[11]。目前，有很多治疗策略针对肿瘤细胞的生存信号通路，包括针对生长因子及其细胞表面受体的单克隆抗体、小分子激酶抑制剂、细胞内信号蛋白分子特异性抑制剂等[15]。

（2）以人为中心的相关研究

这方面的研究主要是基于基因测序技术、基因组学等技术对患者进行个体化治疗，此外也涉及患者隐私保护等。在精准诊断方面，研究者认为通过计算机算法筛选癌症患者，个性化计算机辅助诊断能够在提高整体医疗质量的同时，节约诊疗时间。这些信息工具有较好的准确性，误判率很低。个性化计算机辅助诊断在确定使用特定药物方面也能够起到很好的辅助作用。Mirnezami 等认为精准医疗应该确保患者在正确的时间得到正确的治疗，以及正确的剂量、最小的不良后果、最大的疗效[16]。与此同时，患者可能会接受不必要的筛查，其益处尚不明确，费用也可能不在保险范围内，患者甚至有可能得不到他们所期待的个体化治疗，甚至可能得不到有益的治疗[17]。Adams 等[18]概述了精准医疗计划倡议的与现有医疗机构、价值观和医疗框架相关的几项伦理、法律和社会问题，认为我们绝不能让精准医疗在护理方面促进系统学习和研究的目标，掩盖医疗为患者提供所需护理的目标。Azencott[19]探讨了机器学习背景下数据驱动型精准医疗会对患者基因隐私造成的威胁，并指出即使有先进的机器学习技术，仍需要进一步改进算法，从统计观察到分子机制还有很长的路要走。另外，目前的基因队列主要来自发达国家的白人男性，这些发现是否适用于其他人群的个体还不清楚，但这并不会降低基因研究对生物医学的价值，因为关于基因组在疾病和治疗反应中的作用还有很多需要进一步了解。de Paor 等[20]认为遗传学领域的快速发展引发了一系列伦理、法律和监管方面的担忧。从社会角度来看，要保持警惕，注意发展遗传技术对个人和家庭，以及对社会价值观的影响和可能导致的意想不到的后果。

（3）精准医疗信息服务问题相关研究

在以信息专员为重点进行的信息服务问题的研究中，Davidoff 等[21]提出为满足精准医疗信息服务发展应该施行信息专员制度，并指出了信息专员在提供信息服务时应有的素养和注意事项。通过信息专员的知识储备为信息需求方提供个性化的信息服务。信息专员制打破了传统图书馆服务的功能界定，节省了医疗团队的工作时间，更为重要的是能够提高病例分析结果及医疗的质量。在以循证医学信息服务为重点进行的信息服务问题的研究中，Holtum[22]提出将医院图书馆员纳入信息服务中，使其作为信息提供者或者信息分析者，为医护人员提供准确的患者分析数据。精准医疗信息服务的发展、医疗数据的海量增长、专业技术的推广应用，给医护人员的信息利用带来了很多阻碍，需要图书馆员利用领域知识为精准医疗提供临床证据，为医护人员提供不同形式的信息资源组合、信息内容整合和服务功能融合等服务，对信息进行内容深化以推动循证医学信息服务向前发展。Rader 等[23]倡导医院成立循证医学委员会，医院图书馆员参与其中并与临床工作人员保持密切的伙伴关系，并针对性地对信息服务进行升级改造,对收集的信息进行深加工,分析挖掘潜在价值,使信息服务从简单的获取、处理、发送转变为信息定向获取、内容深化处理和针对性发送。目前关于精准医疗信息服务方面的研究注重对精准医疗信息服务发展的管理工作,侧重于对管理结构和相关制度的研究,缺乏系统的对信息服务管理模式的探讨。

（4）基于大数据的精准医疗相关研究

在精准医疗服务模式方面,Devaney[24]认为精准医疗不同于传统的医疗模式,是一种基于数据驱动的方法,综合考虑了人群基因的差异、环境、生活方式等多种因素,可以实现提高患者健康水平的最终目标。Devaney 认为患者、研究人员等集中在一起通过研究疾病、基因数据等可以发现新的疾病治疗方案,并且这一方式从 12 岁的儿童肝癌患者的案例中得到了验证。Chaussabel 等[25]提出了基于大数据的医学服务模式,即借助移动传感器和分子水平的分析技术对患者的多种信息进行整合,形成个人的大数据,从而指导临床决策。精准医疗的发展过程中存在数据量大、数据复杂、数据不一致等问题,需要大数据处理技术的支撑。例如,利用大数据处理基因组学数据和医学信息化产生的大规模数据,目前已有 Amazon Web Services、Cisco Healthcare Solutions、DELL Healthcare Solutions、GE Healthcare Life Sciences、IBM Healthcare and Life Sciences、Intel Healthcare、Microsoft Life Sciences、Oracle Life Sciences 等解决方案。一些公司利用组学数据和医疗临床数据实现了大数据分析、处理、解释和可视化,开发出一系列精准医疗的解决方案和工具,主要有 Appistry、Beijing Genome Institute、CLC Bio、Context Matters、DNAnexus、Genome International Corporation、GNS Healthcare、Next Bio、Pathfinder、Penn Medicine 等。

1.3.2 国内研究现状

以中国知网（CNKI）为中文文献来源,以"精准医疗"或"精准医学"作为主题词在学术期刊库中进行文献检索,检索时间从"不限"到"2020 年",在列表中选择"中文文献",排除 CNKI 中的英文扩展文献。检索到精准医疗相关文献 2838 篇,其时间序列分布如图 1-2 所示,可以看出我国精准医疗的相关研究自 2015 年有了迅猛发展。

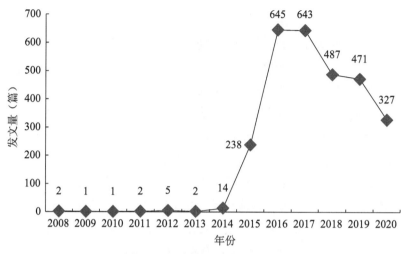

图 1-2　国内精准医疗发文趋势

通过对节点进行过滤，筛选出现频次超过 3 次的节点，对邻近节点进行关键词网络共现，其结果如图 1-3 所示。个体化治疗、基因、综述与精准医疗联系紧密，大数据、个体化治疗成为新的关键节点，连接精准医疗的相关关键词。进一步分析可以发现，目前国内精准医疗相关研究主要集中在精准医疗应用领域的相关进展，精准医疗对教学和培养方式的影响，精准医疗面临的挑战、展望与探索等方面。

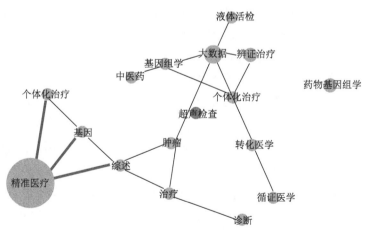

图 1-3　关键词共现网络

（1）精准医疗应用领域相关进展

精准医疗的应用主要包括肿瘤诊断、肿瘤的靶向治疗、药物研发、遗传病评估与治疗等领域。

1）肿瘤与精准医疗：肿瘤是众多常见疾病之一，死亡率高、特异性强且治疗困难。目前，我国已将肿瘤治疗与多项技术进行融合，逐步实现肿瘤的精准医疗。例如，基因检测技术的发展，使得对基因表达的检测更加精准，为肿瘤的精准治疗提供了新的技术支持。还可通过肿瘤治疗与肿瘤精准医疗相关的组学技术包括基因组学、蛋白质组学、免疫组学、遗传组学和糖组学等的融合，准确分析出肿瘤发生的原因和治愈的方法[26]。此外，数据是医学技术发展的根本，更是肿瘤治疗学的基础，尤其对于肿瘤精准医疗，大数据更是占据不可或缺的重要位置。随着大数据库的不断更新完善，我国已经建立了以个体为中心的全覆盖型肿瘤精准医疗数据库，通过对基础数据的解读，可了解肿瘤和药物间的相互关系，进而探讨疾病发生的原因和治疗的方法。利用数据分析技术可以获得手术、放疗、化疗、靶向治疗肿瘤的获益人群，并通过对肿瘤进行精准的诊断分期，在诊治的每个环节实现精准医疗[27]。

精准医疗逐渐应用于肿瘤医学，将使肿瘤患者从个体化诊疗中最大限度地获益。肿瘤精准诊断的一个重要方面是恶性肿瘤的靶向基因检测。目前，靶向基因检测技术主要有三类：荧光原位杂交方法、实时荧光定量 PCR 方法和测序法。其中，突变受阻扩增系统（amplification refractory mutation system，ARMS）在设计上能够最大限度地缩短目标产物的长度，检测结果更具准确性[28]。靶向基因检测可以检测基因表达和基因突变，对特定个体罹患肿瘤的可能性进行预估，评价患肿瘤的风险，以此对癌症进行预防和早期治疗。靶向基因检测具有准确率高、定位精确、敏感性强、特异性强等特点，在肿瘤诊断与治疗中起着不可替代的作用。

利用基因检测技术进行肿瘤的精准治疗主要表现为通过检测、分析肿瘤标本中特定基因的点突变、插入、缺失、融合、拷贝数变异等情况，帮助患者选择获益最佳的治疗方案，实现个体化治疗；通过分子或基因选择进行靶向治疗，有针对性地杀死恶性肿瘤细胞，具有"高效低毒"的特点，几乎不影响正常细胞，从而实现个体化治疗。治疗方案可以精细到针对基因进行治疗，以肺癌为例，包括 *EGFR* 突变肺癌、*ALK* 阳性肺癌、*ROS1* 阳性肺癌、*BRAF* 阳性肺癌。肿瘤基因检测在一定程度上对于临床诊疗方案的选择具有极其重要的决定性作用及指导作用，医生可以依据肺癌患者肿瘤的个体特征进行个体化治疗[29]。病理诊断是正确实施靶向治疗的前提，基于分子病理的肿瘤多基因检测的临床应用，可以辅助医生靶向用药并判断疗效。

2）药物与精准医疗：精准医疗与药物相结合催生了"精准药学"，其在实现精准医疗中具有重要作用。精准药学包括药物研发和临床用药两个方面，一是从靶点验证与治疗适应证关联、新药来源优化确认、临床前与临床试验关联、产品设计与产业化等全过程精准监管，达到药物精准研发的目的，提供精准的、安全有效的信息，达到安全有效的目的；二是实现临床精准用药，对特定患者、特定疾病进行 4R 处理，即正确的诊断（right diagnosis）、在正确的时间（right time）、给予正确的药物（right drugs）、使用正确的剂量（right dose），达到精准治疗的目的[30]。

随着"精准医疗计划"的启动，药物设计也随之进入"精准"靶向药物分子设计时代。基于靶标结构的合理药物设计及特异性的药物递送系统是当代精准药物设计的重要方面。随着人工智能技术的发展，特别是机器学习及深度学习技术在医学影像中的应用，我们可以用更短的时间、更少的放射剂量获取更高质量的影像，磁共振成像（MRI）、正电子发射断层显像（PET）和计算机断层扫描（CT）等医学影像技术在新药研发和精准医疗中起着越来越重要的作用[31]。

随着精准药学的不断深入，其研究范围也在不断扩展，学者们开始探讨精准医疗在中医药领域的应用研究。陈健等[32]探讨了中医药精准医疗的概念，简要论述了中医药的精准预防、精准预测、精确诊断及精准治疗的研究思路和实例，展望了中医药大数据获取及分析挖掘技术和方法研究、平台的构建和共享，以及在临床诊疗中的应用前景。王伽伯等[33]在系统对比分析中药和化学药在毒性特点、用药规律、评价需求等方面异同的基础上，提出了中药病证毒理学理念，构建关联临床病证的中药安全性评价新策略和方法，以期科学认知和精准评价中药毒性的相对性、易感性及可控性，践行和发展中医药辨证用药减毒理论，促进中医药精准医疗发展。

3）遗传病与精准医疗：目前应用于遗传性疾病基因鉴定的技术主要包括基因芯片、二代测序、三代测序等[34]。遗传是耳聋的最主要原因，遗传性耳聋是一种常见的遗传性疾病，基因检测可在耳聋精准诊断中发挥重要作用。随着精准医疗工具的发展，耳聋治疗逐渐实现精准化。基因编辑工具可精准开展基因治疗，通过对致聋基因进行精准修改而实现耳聋的治疗已成为可能。李雪盛等[35]利用组织工程技术将具有软骨分化能力的种子细胞种植于支架材料，为先天性小耳畸形的治疗提供了新的方案。3D 打印技术是精准医疗发展的又一推动力，3D 打印的颅骨模型可以利用计算机模拟智能打印缺损组织，使耳外科治疗更加智能化[36]。

（2）精准医疗在教学领域的相关研究

精准医疗对学生的培养提出了新的要求，学者们对此展开了不同层次的研究，力争探索出符合精准医疗需求和发展的学生培养模式和路径，为精准医疗培养复合型人才。颜巧元[37]探讨了精准医疗背景下临床护理学、护理生物学、护理管理学、护理教育学、护理社会学、护理科学面临的挑战，提出护理学科应采取精准护理、精准设置、精准管理、精准教学、精准服务、精准科研等对策加以应对，以适应精准医疗的发展，提高学科水平。

精准医疗强调综合个人的检查数据，在正确的时间，以正确的方式，给予患者正确的治疗，这种转变促进了当代医学研究生培养模式和培养方式，以及传统医学思维方式的改进，以适应精准医疗的逐步发展。张颖等[38]结合"精准药学"发展需求，剖析现有药学专业培养模式中存在的问题与不足，构建以"精准药学"为导向的药学专业人才培养模式，为医学院校精准药学专业人才的培养提供了新策略。徐艺等[39]探讨了精准医学模式下肿瘤学研究生的培养模式，并指出拓展肿瘤学研究生的多学科交叉理念正逐渐成为当前医学教育工作者亟须解决的问题。朱勇等[40]对精准医学时代下 PBL 教学模式在急诊医学研究生培养中的应用效果进行了对比分析，指出在精准医学时代背景下采用 PBL 教学模式，实施急诊医学研究生的培养，有利于提升学生的综合素质，培养创新、复合型人才，并且能够强化研究生的学习效果，具有一定的教学推广价值。诸多实践证明，我国精准医疗相关人才缺乏，需要改进传统医学培养模式以适应精准医疗的发展，使人才培养朝着多学科交叉的方向发展。

（3）精准医疗基础性研究

精准医疗基础性研究包括对精准医疗的发展现状、面临的挑战、未来展望及思考的研究。

1）精准医疗面临的挑战和对未来的展望：有学者从当前我国精准医疗发展实践出发，研究了我国精准医疗发展的需求和任务，提出精准医疗发展既是公众对健康期望的需求，也是临床治疗发展的需求，并指出未来我国精准医学的重点任务包括四个方面：精准防控技术及防控模式研究、分子标志物的发现和应用、分子影像学和病理学的精准诊断、临床精准治疗[41]。汤立达等[42]研究了精准医疗时代下制药行业的挑战和机遇，认为其挑战主要在于新药产品研发的复杂程度加大、较小的市场容量下研发投入难以回报、配套政策滞后，而机遇在于疾病细分导致药物创新需求增加、老药和失败药物面临重生、中小企业竞争的优势上升、延伸产业发展空间巨大，并针对性地提出了发展策略和建议。姬小利等[43]阐述了精准医学背景下我国生物样本库发展中存在的问题，并提出相应建议，以期为打造高质量的生物样本库，推动我国精准医疗的发展提供对策依据。还有学者从文献计量学角度分析了精准医疗的研究现状、热点和前沿趋势等。徐速等[44]采用双向聚类的文献计量分析方法，对 PubMed 收录的相关精准医学方面的文献进行分析，并采用信息分析可视化方法揭示了学科研究热点。还有学者[45]运用可视化分析软件 CiteSpace 对相关数据库中收录的精准医疗文献进行分析，从关键词、作者、机构角度绘制精准医疗研究范围内的知识图谱，对该领域的热点和研究情况等进行了分析。

2）我国精准医疗发展的思考研究：巩鹏[46]对比分析了中美精准医学在概念、目标及主要内容等方面存在的差异，在借鉴美国精准医学发展的成功经验的基础上，助推我国精准医疗的发展。郑洁等[47]剖析美国精准医疗计划提出的背景及动因，阐述精准医学理念的起源、发展热点、治疗的有效性，提出了在我国发展精准医学的思考与启示。随着精准医疗的不断发展，诸多医学伦理学问题逐渐显现，如何认识和解决精准医学研究中的伦理学困境，更好地适应其发展的需要，成为亟须解决的问题。郭俊超等[48]对精准医疗的概念、背景，以及在肿瘤方面的发展方向和所遇难点等进行了阐述。

3）我国精准医疗体系建设的研究：范美玉等[49]从应用服务、应用支撑技术体系、基础设施等方面探讨了基于大数据的精准医疗服务体系；梅甜等[50]对精准医疗体系的构建及面临的挑战进行了探讨，认为精准医疗研究的实施涉及临床样本和健康人群的信息收集与分析等方方面面，需要政府部门、医疗机构、信息科学研究机构及相关企业的共同推动，应尽快构建符合我国国情的精准医疗服务体系。

1.3.3　研究现状评析

通过对国内外相关研究的分析可以发现，国内外精准医疗的研究大致集中在以下四个方面：一是对精准医疗的基础性研究，包括精准医疗的发展现状、面临的挑战、未来展望及引发的思考等理论研究；二是精准医疗在临床实践中的应用研究，包括精准诊断、精准治疗、精准用药等，结合具体病种探索精准医疗的临床实践；三是精准医疗大数据支撑技术的发展，如收集健康信息、构建生物样本库，以及对大数据技术推动精准医疗发展的探讨等，且以国外研究居多；四是对精准医疗发展中信息服务问题的探讨。在精准医疗体系方面的研究较少，缺乏系统的精准医疗服务系统构建及运行保障机制研究。

诸多研究已经表明，精准医疗服务系统及运行保障机制是促进精准医疗长期、持续发展的基础和保障。随着各界对精准医疗的不断研究，其思想将逐步渗透到心血管、外科、影像学等诸多领域，其服务体系和运行保障机制需在政府、医院管理、医学教育、医学研究、医疗保险（医保）和商业保险等不同层面上完善，服务体系和运行保障机制的构建亟待解决。

1.4　研究内容与方法

1.4.1　研究内容

针对上述现状与问题，本书围绕精准医疗服务系统展开相关研究：

（1）深入探索精准医疗服务系统形成机制，分析精准医疗服务系统形成原因及形成模型。基于生态系统理论和行动者网络模型，深入分析精准医疗服务系统的构成要素及要素间的关系，进而描绘精准医疗服务系统形成机制模型，并根据机制模型和组成要素构建精准医疗服务系统基本模型，为精准医疗服务系统的构建提供理论框架基础。

（2）根据精准医疗服务系统各组成部分，依次对其运行保障体系进行分析和构建。通过需求分析和实证调研，构建精准医疗联合体及其运行机制；基于服务成本价格的分析，探讨精准医疗服务价格机制；为保障精准医疗服务质量，构建精准医疗服务质量评价体系；通过人才需求分析构建人才支撑体系。

（3）借助政策工具分析方法，构建精准医疗发展的政策支撑体系，并对研究结果进行总结分析，以推动精准医疗更好、更快地应用与发展。

1.4.2　研究方法

本书使用的研究方法主要包括以下 3 种。

（1）理论分析

在生态系统理论、行动者网络理论、SERVQUAL（service quality）理论、服务质量差距理论等支撑框架下，探讨精准医疗服务系统的形成机制、精准医疗服务质量评价指标体系等；利用文献分析法对国内外相关文献进行梳理，了解国内外精准医疗研究现状，为研究问题的提出奠定理论基础。

（2）统计分析

研究辅以问卷调查的方法对我国精准医疗运行现状进行调查分析，为后续研究提供现实依据；借助政策分析工具对当前精准医疗相关政策进行分析和梳理，了解当前政策基础。

（3）案例分析

选取有代表性的精准医疗服务项目进行医疗服务成本价格的分析和价格机制的探讨。

1.5　研　究　框　架

本书的总体研究框架如图 1-4 所示：首先，从研究背景及意义入手，并通过国内外文献分析对精准医疗研究现状进行评析，进而提出研究问题；其次，借助

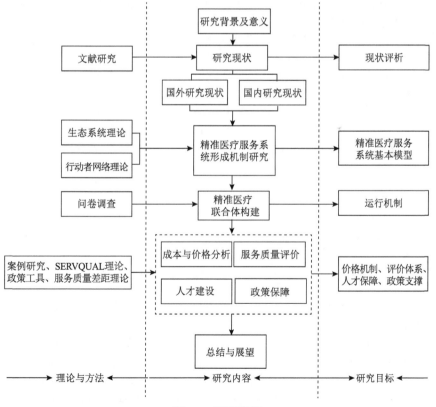

图 1-4　研究框架

生态系统理论、行动者网络理论等相关理论分析精准医疗服务系统的形成机制，构建精准医疗服务系统基本模型；然后，提出精准医疗联合体的概念，通过问卷调查对精准医疗运行现状进行分析，并构建基于精准医疗联合体的运行机制；之后，借助案例研究、SERVQUAL 理论、服务质量差距理论和政策工具等理论和方法，对精准医疗服务系统的成本与价格分析、服务质量评价、人才建设和政策保障等问题进行分析，构建精准医疗服务系统的人才保障、价格机制、质量评价和政策支撑体系；最后，对全书进行总结与展望。

参 考 文 献

[1] 孔灵芝, 白雅敏. 落实关口前移策略 开展慢性病高风险人群健康管理[J]. 中国慢性病预防与控制, 2015, 23(7): 481-482.

[2] 胡盛寿, 高润霖, 刘力生, 等. 《中国心血管病报告 2018》概要[J]. 中国循环杂志, 2019, 34(3): 209-220.

[3] 刘隽怡, 潘清波. 浅析癌症现状以及抗癌药物的发展与前景[J]. 世界最新医学信息文摘, 2019, 19(26): 103,105.

[4] 杭渤, 束永前, 刘平, 等. 肿瘤的精准医疗: 概念、技术和展望[J]. 科技导报, 2015, 33(15): 14-21.

[5] 张颖婷, 吴傅蕾, 刘欢, 等. 精准医学背景下肿瘤精准护理的应用现状与挑战[J]. 解放军护理杂志, 2017, 34(19): 30-33.

[6] 尹戎, 杨悦, 蒋志刚. 世界药物研发的现状与趋势[J]. 中国新药杂志, 2005, 14(6): 661-663.

[7] 赵晶亮. 从植物中研发新药的新模式[J]. 辽宁中医药大学学报, 2008, 10(10): 131-132.

[8] 王新. 心血管内科临床用药的现状及存在问题[J]. 中西医结合心血管病电子杂志, 2017, 5(16): 54, 56.

[9] 郭晓强, 黄卫人, 蔡志明. 癌症精准医学[J]. 科学, 2015, 67(5): 28-31.

[10] 马玉博, 魏枫, 邵国. 基于精准医学的分化型甲状腺癌的分子靶向治疗进展[J]. 医学综述, 2018, 24(6): 1082-1086.

[11] 刘洁, 吴慧, 仇晓春. 全球精准医疗研究的热点分析[J]. 上海交通大学学报(医学版), 2018, 38(12): 1504-1508.

[12] Dobbelstein M, Moll U. Targeting tumour-supportive cellular machineries in anticancer drug development[J]. Nat Rev Drug Disc, 2014, 13(3): 179-196.

[13] Riedel SS, Neff T, Bernt KM. Histone profiles in cancer[J]. Pharmacol Therap, 2015, 154: 87-109.

[14] Mullard A. 2017 FDA drug approvals[J]. Nat Rev Drug Disc, 2018, 17(2): 81-85.

[15] Nathanson DA, Gini B, Mottahedeh J, et al. Targeted therapy resistance mediated by dynamic regulation of extrachromosomal mutant EGFR DNA[J]. Science, 2014, 343(6166): 72-76.

[16] Mirnezami R, Nicholson J, Darzi A. Preparing for precision medicine[J]. N Engl J Med, 2012, 366(6): 489-491.

[17] Gazdar AF, Minna JD. Precision medicine for cancer patients: lessons learned and the path forward[J]. J Natl Cancer Inst, 2013, 105(17): 1262-1263.

[18] Adams SA, Petersen C. Precision medicine: opportunities, possibilities, and challenges for patients and providers[J]. J Am Med Inform Assoc: JAMIA, 2016, 23(4): 787-790.

[19] Azencott CA. Machine learning and genomics: precision medicine versus patient privacy[J]. Philos Trans A Math Phys Eng Sci, 2018, 376(2128):20170350.

[20] de Paor A, Blanck P. Precision medicine and advancing genetic technologies—disability and human rights perspectives[J]. Laws, 2016, 5(3):36.

[21] Davidoff F, Florance V. The informationist: a new health profession?[J]. Annals of Internal Medicine, 2000, 132(12): 996-998.

[22] Holtum EA. Librarians, clinicians, evidence-based medicine, and the division of labor[J]. Bulletin of the Medical Library Association, 1999, 87(4): 404-407.

[23] Rader T, Gagnon AJ. Expediting the transfer of evidence into practice: building clinical partnerships[J]. Bulletin Medical Library Association, 2000, 88(3): 247-250.

[24] Devaney S. Nominate a White House Champion of Change for Precision Medicine[EB/OL]. (2015-05-18)[2016-03-17]. https://www.whitehouse.gov/blog/2015/05/18/nominate-white-house-champion-change-precision-medicine.

[25] Chaussabel D, Pulendran B. A vision and a prescription for big data-enabled medicine[J]. Nat Immunol, 2015, 16(5): 435-439.

[26] 冉冰冰, 梁楠, 孙辉. 组学技术在肿瘤精准诊疗中应用的研究进展: 从单组学分析到多组学整合[J]. 中国肿瘤生物治疗杂志, 2019, 26(12): 1297-1304.

[27] 颜怀超, 向前. 大数据与精准医疗时代肿瘤诊治策略[J]. 现代医学与健康研究电子杂志, 2017, 1(3): 163-164.

[28] 黄云美, 梁菊华, 许桂丹. 分子病理技术在临床诊疗中的应用进展[J]. 右江医学, 2020, 48(2): 137-140.

[29] 叶佳丹, 余克富, 朱斌, 等. 肿瘤靶向药物的分类与研究进展[J]. 药学进展, 2018, 42(5): 351-358.

[30] 刘昌孝. 精准药学: 从转化医学到精准医学探讨新药发展[J]. 药物评价研究, 2016, 39(1): 1-18.

[31] 谢志勇, 周翔. 基于机器学习的医学影像分析在药物研发和精准医疗方面的应用[J]. 中国生物工程杂志, 2019, 39(2): 90-100.

[32] 陈健, 陈启龙, 苏式兵. 中医药精准医疗的思考与探索[J]. 世界科学技术-中医药现代化, 2016, 18(4): 557-562.

[33] 王伽伯, 崔鹤蓉, 柏兆方, 等. 精准医学下的中药安全性评价策略和方法: 病证毒理学[J]. 药学学报, 2016, 51(11): 1681-1688.

[34] 吴皓, 陶永, 赵幸乐. 耳聋的精准医学[J]. 听力学及言语疾病杂志, 2019, 27(2): 115-118.

[35] 李雪盛, 孙建军. 组织工程学技术在耳科的研究进展[J]. 山东大学耳鼻喉眼学报, 2009, 23(3): 30.

[36] 胡澜也, 贾欢, 杨军. 3D 打印颞骨模型制备方法及其在耳科中的应用展望[J]. 中华耳科学杂志, 2016, 14(3): 420-426.

[37] 颜巧元. 精准医疗背景下护理学科面临的挑战[J]. 护理研究, 2016, 30(10): 3713-3716.

[38] 张颖, 张敬军. "精准药学"导向下药学专业人才培养模式的构建[J]. 药学教育, 2019, 35(6): 23-25.

[39] 徐艺, 姚月. 精准医学模式下肿瘤学研究生培养的探索[J]. 医学理论与实践, 2019, 32(16): 2669-2670.

[40] 朱勇, 李吉明, 高冉冉, 等. 精准医学时代 PBL 教学模式在急诊医学研究生培养中的应用效果分析[J]. 中国卫生产业, 2019, 16(22): 134-135.

[41] 付文华, 钱海利, 詹启敏. 中国精准医学发展的需求和任务[J]. 中国生化药物杂志, 2016, 36(4): 1-4.

[42] 汤立达, 徐为人. 精准医疗时代下制药行业的挑战和机遇[J]. 现代药物与临床, 2015, 30(4): 351-354.

[43] 姬小利, 李倩, 吕志宝, 等. 精准医学背景下生物样本库发展中存在的问题及对策[J]. 中华医院管理杂志, 2016, 32(9): 692-694.

[44] 徐速, 李维. 精准医学研究热点的双向聚类计量分析[J]. 医学与哲学(B), 2015, 36(6): 1-5, 34.

[45] 王东雨, 宇文姝丽. 国外精准医疗研究可视化分析及启示[J]. 医学信息学杂志, 2016, 37(1): 13-18.

[46] 巩鹏. 对中美精准医学差异及我国精准医学发展的思考[J]. 医学与哲学(A), 2016, 37(8): 26-27, 95.

[47] 郑洁, 李维. 精准医学的再思考[J]. 医学信息学杂志, 2016, 37(1): 8-12, 18.

[48] 郭俊超, 袁达. 我国肿瘤精准治疗的现状和思考[J]. 中华外科杂志, 2016, 54(7): 485-487.

[49] 范美玉, 陈敏. 基于大数据的精准医疗服务体系研究[J]. 中国医院管理, 2016, 36(1): 10-11.

[50] 梅甜, 张洋, 胡珊, 等. 精准医学体系的构建及其面临的挑战[J]. 中国数字医学, 2016, 11(1): 44-48.

2

精准医疗服务系统形成机制研究

厘清精准医疗服务系统的内涵、关键要素组成、形成动力是分析精准医疗服务系统形成机制的前提，可为构建全面、合理的精准医疗服务系统提供基本理论依据。本章以系统论、生态系统理论和行动者网络理论为支撑框架，对精准医疗服务系统进行全面分析，进而构建精准医疗服务系统基本模型。

2.1 精准医疗服务系统基本内涵

2.1.1 精准医疗

"精准医疗"源自"个体化医疗"，是继 4P 医学模式（prediction，prevention，participation，personalization）之后的第 5 个 P（precision）[1]。学术界对精准医疗概念的界定存在分歧，国内外代表性的观点有以下 3 种：①美国国立癌症研究院提出，精准医疗是将个体疾病的遗传学信息用于指导治疗的医学[2]。此概念将"个体疾病的遗传学信息"作为治疗的一大决策依据。②美国国立卫生研究院公布的精准医疗概念为：建立在了解个体基因、生活环境及生活方式基础上的新兴的疾病预防和治疗方法[3]。该概念包含两个要点：一是决策依据，即个体基因、生活环境及生活方式；二是临床应用，即疾病预防和治疗。③张华、詹启敏及徐鹏辉等对精准医学的概念界定强调了精准医疗决策的技术支撑：分子生物技术、分子影像技术、信息技术等高新技术[4,5]。精准医疗预先考虑基因编码信息、遗传变异的概率和必然性、生活环境的时代变迁、生活方式的个体化，利用基因检测等先进技术精确地诊断和治疗疾病，识别疾病遗传传播的风险，并能高效地对未来的患病风险进行准确评估，从而节约大量的医疗社会资源，提升人类整体的健康水平，是一种新兴的疾病治疗和预防方式[6]。

相比传统医疗，精准医疗是基于算法和亚人群研究的医学治疗，结合个体基因、生活环境和方式等因素，具有数据更多、更具针对性等特点。精准医疗基于临床数据共享，结合患者基因测序瞄准突变基因，考虑个体、外部环境差异，实现个体对症下药[7,8]；根据患者基因测序确定最佳治疗方案，能够缩短治疗时间，提高治疗准确性及效率[9]，体现了高效性；能够主动预防，采取针对性措施预防疾病发生，改变了医疗健康概念，具有预防性。通过完善公众健康检测体系，精准医疗中大数据技术可结合环境、临床等数据对个人健康进行管理。其中，电子病历是采用电子化方式，记录和管理个体的健康状况和医疗行为信息。它不仅可以作为数据整合的载体，在驱动数据转化为科学知识进而支持临床决策、支持数据共享等方面也发挥着重要的作用[10]。医疗人员可通过个人电子病历中记录的不同时期的基因变化解读患病风险[11]。有异常信息时，根据基因变化分析病因，用计算机模拟治疗方案，确认有效后进行治疗。

在精准医疗的实践中，精准医疗主要包括精准预防、精准诊断、精准治疗、精准用药等。其中，精准预防是利用医疗大数据对特定个体制定和实施特定战略的技术。精准医疗可以改变个体特征的行为，对于群体或者特定的社区，精准医疗可以通过制定相应的政策对其产生影响。传统健康管理是通过定期体检查看身体状况，但时间跨度大，及时性不足。精准医疗使用电子病历等系统收集个体健康数据，结合医疗大数据[8]，及时发现异常，对严重信息发出预警，预防潜在疾病。结合精准医疗的传统检验能够更好地评估、预防未知异常，提高群众生活质量。精准诊断主要是指分子诊断，利用在线网络平台等收集患者的基本信息和患病信息，之后通过生物信息学分析技术对所获取的信息进行分析整合，利用有效信息形成全面的诊断报告，以此帮助医生进行精确的诊断。目前精准诊断主要包括个体信息完善和分子数据分析。个体层面，用生物样本库的生物样本信息、电子病历的诊疗记录及其他系统信息完善个体健康数据；分子层面，用基因测序技术分析个体差异，用大数据及云计算比对上述两个层面的数据与数据库中相关疾病资料，用以数据挖掘技术开发的生物信息学分析工具整合信息，为疾病诊断提供分析、预测病情及其发展等的可视化报告。精准治疗主要指基于诊断结果，合理选择患者的分子生物信息，对其进行精确的个体化治疗。精准治疗通过可视化诊断结果，由特定疾病筛选生物样本库的大样本人群生物样本，分析生物标志物，得到病因和治疗靶点，实现精准治疗[5,12]。精准用药是指依据疾病类型和基因特征研发靶向特异性药物，并参考个体差异指导用药。精准用药是精准医疗的本质，即因个体间基因差异因异用药[8]。随着人类基因组计划完成，以及生物样本库和数据库的不断完善，挖掘海量数据发现新分子诊断指标，获得以往疾病未知信息，找到疾病新标记，发现新药物设计靶点，实现精准用药成为可能。

通过对精准医疗典型概念的界定和对其实践内涵的深入分析，可以看出，其概念应具有以下 4 个关键特征：精准医疗（学）的来源、决策依据、技术支撑和临床应用。基于此，我们尝试对精准医疗做出更为全面的定义：精准医疗是在个体化医疗基础上发展而来的，将患者的组学信息、生活环境和生活方式等条件考虑在内，利用分子生物技术、分子影像技术、信息技术等高新技术为患者制定精准预防、精准诊断和精准治疗方案的一种新型的医疗模式。

2.1.2　精准医疗服务系统

我国著名学者钱学森[13]认为系统是由相互作用、相互依赖的若干组成部分结合而成的，具有特定功能的有机整体。蔺雷等[14]提出，服务是一个系统，服务的过程就是服务组织各个方面协调一致的结果。张润彤[15]将服务系统定义为由多个企业的协同服务构成的复杂的产业链。结合精准医疗服务特性及系统的定义，精准医疗服务系统的内涵可以从以下 4 个方面阐释：①精准医疗服务系统建设的目的是满足社会成员对精准医疗服务多层次的需求，其核心功能是精准预防、精准诊断和精准治疗；②分子生物技术、分子影像技术、信息技术等高新技术是精准医疗服务系统建设的基础；③精准医疗服务需要由各个子系统各方面协调一致，协同供给；④精准医疗服务系统是一种新的医疗服务系统，它不是对传统医疗服务系统的全部否定，而是革新和继承。外延和内涵是相对的概念，精准医疗服务系统的外延可以从宏观和微观两个角度来阐释，从宏观上来说，全球的精准医疗服务系统和用户构成了一个大型的精准医疗服务系统；从微观上来说，一家提供精准医疗服务的医院也是一个小型的精准医疗服务系统。

精准医疗服务系统不仅涉及患者、医院、企业等不同类型的主体，还受到政府政策、管理模式、技术开发及环境变化等多种因素的影响，其生态系统中的各服务主体和生态因子之间具有明显的异质性，各种要素交织、连接和相互作用，伴随着生态服务链中服务的传递，形成了复杂的网络系统。从系统论的角度来说，精准医疗服务系统是提供精准医疗服务的载体，是以分子生物技术、分子影像技术、信息技术等高新技术为依托，以精准预防、精准诊断和精准治疗为主要功能，由相互竞争和协作的若干子系统构成的有机整体，是为了满足社会成员对精准医疗服务多层次的需求而在一定区域内设置的一个开放的动态系统。在精准医疗服务系统中，患者有对个体化预防服务、诊断服务、治疗服务和追踪服务的需求，精准医疗服务提供者通过一定的传递机制为患者提供精准医疗服务产品，使得精准医疗服务系统中发生了服务传递行为。

因此，本书以系统论和服务传递理论为理论依据，立足于我国社会主义初级阶段的基本国情，构建精准医疗服务系统基本模型，系统分析精准医疗服务系统所包含的关键要素，以及各关键要素所面临的障碍及利益诉求，在关键要素分析的基础上整合系统资源，构建以精准医疗服务供给系统和需求系统为基础、以服务产品系统为核心、以服务支撑系统为保障的精准医疗服务系统。

2.2　精准医疗服务系统关键要素分析

Dale[16]认为生态系统是一般系统的特殊形态，是相互作用的实物的集合体，或具有一定相互关系的各个部分的集合体。生态系统理论强调发展个体嵌套于相互影响的一系列环境系统之中，在这些系统中，系统与个体相互作用并影响着个体发展。同样地，精准医疗服务系统由若干子系统构成，各子系统相互区别、相互联系，构成一个有机整体，通过各个功能模块的协调，共同实现精准医疗服务系统的整体功能，个体依存于整体环境中，整体依靠个体的相互协调和相互作用得以可持续发展。因此，我们认为精准医疗服务系统也属于一个生态系统。基于此，下文从生态系统理论出发对精准医疗服务系统的构成要素进行综合分析。

通常认为，生态系统是由生物（生物成分）和环境（非生物成分）两部分组成。从另一个角度来看，生态系统也可以看作由多个个体系统和种群系统组成。因此，从生态系统角度分析精准医疗服务系统的构成要素，归纳起来分为三个模块：一是服务主体，从生态学视角来看，精准医疗服务系统的相关主体主要包括精准医疗服务的需求者、需求的生产者、需求的分解者、需求与服务的监管者、服务的提供者和服务的传递者；二是服务环境，指的是对精准医疗服务系统具有直接或间接影响的外界环境要素，在生态系统中称为生态因子，所有的生态因子共同构成生态环境；三是服务链，指的是在精准医疗服务系统提供服务过程中，由各个主体组成的能够实现精准医疗服务系统整体功能的链式关系。

2.2.1　主体

精准医疗服务系统主体指能够提供或参与精准医疗服务的组织或个人。其中，提供或参与精准医疗服务的组织或个人主要包括医疗机构、科研机构、第三方机构、患者、医护人员、政府监管部门等。

（1）服务的需求者

服务的需求者指的是对精准医疗服务有需求的主体，包括医疗机构、科研机构、第三方机构和患者。其中，医疗机构、科研机构和第三方机构既是服务的需求者，也是服务的提供者，从内在发展方面，由政策、市场环境或技术驱动而激发这些组织发展精准医疗服务的需求，以促进自身的发展和形成竞争市场。患者则是精准医疗服务的需求个体，由用药不精准导致的不必要医疗费用支出、药物的不良反应和身体功能的下降引发了患者对精准医疗服务的需求，患者更需要一种能够快速精准定位疾病根源并精准治疗的诊疗服务，既能减少不必要的医疗费用支出，也可以快速精准地治愈疾病，减少对身体的不必要损害，因此患者是精准医疗服务的需求者。

（2）需求的生产者

精准医疗服务系统中存在着大量的用户需求，而这些用户需求是由各种不同类型的用户生产出来的，需求强度较高的用户生产出数量较多的需求，而需求强度较低的用户生产出数量较少的需求。精准医疗服务需求的生产者主要包括患者和医疗机构。一方面，患者是生态服务系统中精准医疗服务需求的主要生产者。患者在传统就诊活动过程中，由于医疗服务水平、经济条件等因素，患者在就诊过程中产生了对精准医疗服务的需求。另一方面，医疗机构也是需求的生产者，因为需求是可以被生产出来的，患者通过医疗机构获得精准医疗服务则能把医疗机构的"需求"再生产出来。例如，医疗机构会随着患者需求的不断增加而自发地产生提升精准医疗服务水平的需求，提升自身整体实力，为患者提供更为优质的精准医疗服务，增强患者忠诚度。

（3）需求的分解者

在自然界中分解者是指具有分解能力的生物和腐食性动物，其作用是将能量还给大自然；而在精准医疗服务系统中需求的分解者是指参与到精准医疗服务中，为实现用户需求而做出贡献的医护人员。需求的分解者可将用户需求转化为其他形式的物质和能量，例如，医护人员将患者的需求转化为诊断结果、治疗方案、心理预期、心理感受、用户认知等。

（4）需求与服务的监管者

需求与服务的监管者主要是指精准医疗相关组织的监督管理部门，其作用是监督医疗机构、科研机构和第三方机构在精准医疗研发过程中行为的规范性。由于精准医疗涉及生物样本信息、基因信息、患者生活习惯等隐私信息，在数据的利用和分析过程中，要确保患者隐私的保护及社会伦理问题，这就需要政府监管部门加强对精准医疗研发和使用过程的监督，有效监管，从而形成良好的精准医疗服务市场环境。

（5）服务的提供者

服务的提供者即为服务的需求者提供精准医疗服务的组织或个人，主要包括医疗机构、科研机构和第三方机构。需求的对象不同，服务提供者类型也不同，医疗机构为患者提供精准医疗服务，科研机构和第三方机构则是根据医疗机构以及市场的需求，为医疗机构提供精准医疗的研发服务，以促进精准医疗的成果转化和应用实践，再通过医疗机构服务于有需求的患者。

（6）服务的传递者

精准医疗服务系统中存在传递行为，一般来讲，服务传递是服务供给方向需求方的服务传递，其中的服务传递者则是链接供给方和需求方的中介方。在精准医疗服务中，需求方是有需求的患者，而需求方的数据需要通过医护人员传递给医疗机构或其他服务的提供者，从而为患者提供专业的精准医疗服务，再由医护人员将精准医疗服务的诊疗结果传递给患者，将专业化的术语转换为能跟患者沟通的语言。所以，医护人员是连接患者和医疗机构的中介，是精准医疗服务的传递者。

2.2.2 环境

精准医疗服务系统的生态环境是指影响精准医疗服务过程的全部因素及其相互作用，主要包括信息和保障体系。

（1）信息

信息是生物以及具有自动控制系统的机器，通过感觉器官和相应的设备与外界进行交换的一切内容[17]。信息是精准医疗服务系统的重要因子，也是关键因子，是为患者提供精准医疗服务的基础和保障。精准医疗服务系统的信息包括需求信息、用于精准医疗研发的生物信息、传递的信息、社会信息等，这些信息共同形成了精准医疗服务系统的信息流动。同时，信息技术的发展和进步，对精准医疗服务系统产生了深远的影响，不仅使患者需求的生存环境发生了重大变化，也对精准医疗的研究、分析和发展等产生了重大影响，推动了精准医疗服务的创新与发展。

（2）保障体系

保障体系能够支撑精准医疗服务系统有效运行，形成生态友好的服务系统环境，同时通过制度的制约和各类体系的支撑使精准医疗服务系统能够有效协调发展。保障体系主要包括运行机制、价格机制、评价体系、人才保障和政策支撑。运行机制是指在精准医疗系统有规律的运行中，影响这种运行的各因素的结构、功能及其相互关系，以及这些因素产生影响、发挥功能的作用过程及模式，是对决策进行引导，对人、财、物等各种相关活动进行制约的基本准则与制度[18]；是指精准医疗服务系统运行的规则及规则下的相应资源，使系统存在并延续的根本。价格机制包括精准医疗项目的成本分析与定价，通过对成本的分析，采用合理的手段制定精准医疗服务项目的价格。评价体系是针对我国疾病特色和各地区实际情况对精准医疗服务效果和质量进行评估，识别用户期望与感知之间的差距，进而有针对性地改善精准医疗服务，提升服务质量，提高用户满意度和忠诚度，促进精准医疗服务的发展。人才保障旨在完善人才培养和建设体系，规范人才质量管理体系，提升人才培养质量，为精准医疗服务系统发展提供各类人才，共同服务于精准医疗，为精准医疗的发展提供人才支撑。政策支撑是通过对精准医疗发展现状的分析，制定精准医疗示范政策规则框架，构建精准医疗服务和产业发展的政策支撑体系，建设和推进我国精准医疗的可持续发展。

2.2.3　生态服务链

精准医疗服务系统的生态服务链是指精准医疗在提供生态服务的过程中，由参与精准医疗服务的患者、医疗机构、科研机构以及第三方机构构成的，能够实现生态服务系统功能的链式关系。精准医疗服务系统的生态服务链本质上是通过链式关系，将精准医疗服务系统中的各个主体和组成部分的信息资源有机地整合在一起，实现精准医疗服务系统内的信息流动和传递。

2.2.4　关键要素关系分析

行动者网络理论（actor-network theory，ANT）最早由以 Latour 和 Callon 为代表的科学知识社会学家提出，是一种为了解决特定的问题，"异质行动者" 组合、联结和扩张以建立网络、发展网络的社会学方法[19-21]。该理论中的"行动者"同时包括人（个人和组织）和非人（技术、环境等）的因素，"网络"表示过程中的变革、转译和换能，不是技术网络，而是一种描述联结的方法[22]。行动者网络理论借鉴了系统科学、社会学和管理学等理论，为研究技术-社会二元观点提供了新视角，在教育学、社会学、管理学等领域应用广泛[23]。

基于行动者网络理论，精准医疗服务系统的关键要素即"行动者"，关键要素间的关系即行动者网络关系。以行动者网络为视角研究精准医疗服务系统的关键要素切实可行，能够为关键要素的分析研究提供科学的理论视角。本节主要从关键要素组成和要素关系两方面进行精准医疗服务系统的关键要素分析研究，为下文整合构建精准医疗服务系统基本模型提供研究基础。

基于行动者网络将上述关键要素进行整合，为明晰各行动者之间的关联和传递，此处界定各行动者属于一个类别，结果如表 2-1 所示。精准医疗服务系统的关键要素即行动者网络中的"行动者"，包含人类行动者和非人类行动者两部分。其中人类行动者的主体有精准医疗服务的需求方、供给方、管理方、筹资方、技术支持方。非人类行动者是影响精准医疗服务系统构建的物质及意识范畴。

表 2-1　行动者网络构成元素

类型	类别	行动者
人类行动者	需求方	居民/患者
	供给方	医疗服务提供方
	管理方	卫生及发改部门
	筹资方	医保和财政部门
	技术支持方	高校、科研机构、企业
非人类行动者	物质范畴	医疗设备和医疗数据
	意识范畴	制度、政策、伦理、法律

　　精准医疗服务系统的关键要素关系即行动者网络关系，如图 2-1 所示。关键要素间关系的研究有利于进一步明确各要素的推动和阻碍因素，为下文各个子系统的抽取、整合提供直接依据。从各行动者角度来看，需求方是精准医疗服务系统运行的最主要受益者，但也可能成为阻碍因素；供给方和技术支持方既有可能是推动因素，也可能是阻碍因素；管理方和筹资方是最重要的推动因素，提供政策、资金的支持。

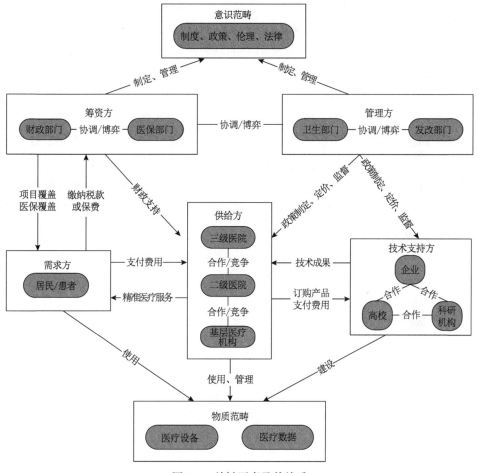

图 2-1　关键要素及其关系

（1）供给方和需求方

　　供给方提供精准医疗服务，需求方接受服务并支付相应费用，两者都可能成为精准医疗服务系统运行的推动因素，也可能成为阻碍因素。就供给方而言，医疗机构作为我国医疗卫生服务的主要输出者，满足人们医疗保健需要是其根本利益诉求，维护精准医疗服务系统的顺利运行是其重要职能。但对于三级医院来说，精准医疗服务的产生需要投入大量人力、仪器设备、资金等资源，且精准医疗服务的推广使得基层医院医疗水平大幅提升，造成三级医院门诊量的下降，影响医务人员的核心利益；对于二级及基层医院，与大医院合作开展精准医疗服务可能要面对大医院对患者的"虹吸效应"，使自身成为大医院扩大市场的渠道。对于患者来说，一方面，精准医疗能够为患者带来个性化的诊疗服务，极大地降低用药无效率、减轻患者的经济负担；另一方面，选择能力相对不足的基层医疗机构、担心隐私和信息安全、对缺陷基因的认知恐惧等问题都将使患者对接受精准医疗服务产生疑虑和抵触情绪。

（2）管理方和筹资方

管理方和筹资方作为主要推动者，两者之间既相互协调，又相互博弈。其中，卫生部门有卫生政策决策权，公立医疗机构的所有权，不同级别、类别、性质医疗机构的监督权和管理权，通过政策可以积极引导各医疗机构及相关各方；医保部门则以患者的需求为中心，为患者提供合理的医疗健康服务，确保医保报销政策有效执行。财政部门和发改部门的协调配合是保障精准医疗服务系统运行的必要条件，财政部门为精准医疗服务系统运行过程中的各项费用支出提供资金支持，发改部门为精准医疗服务和相关医药产品的价格进行标准制定和监督。管理方和筹资方的相互配合为精准医疗服务系统的顺利运行提供了政策层面的保障。

（3）技术支持方

技术支持方主要为精准医疗联合体提供医疗、生物、计算机等方面的技术支撑，技术支持方既是精准医疗服务系统运行的推动者也是阻碍者。一方面，技术支持方可以提供平台构建、系统开发、多源异构数据融合、生物医药大数据分析等技术，进而推动精准医疗服务系统的顺利运行；另一方面，技术支持方与管理方和供给方之间可能存在协调问题、利益冲突等，将会影响精准医疗服务系统的良性运转，而且精准医疗的发展还可能受到技术水平的限制。

2.3 精准医疗服务系统形成动力

精准医疗服务系统的构成旨在为精准医疗的可持续发展提供有效保障，为准确划分精准医疗服务系统形成的动力类型，首先需要剖析精准医疗服务系统形成的过程要素。

2.3.1 精准医疗服务系统形成的动力类型

精准医疗服务包含精准预防、精准诊断、精准治疗、精准用药等，精准医疗服务系统是指国家、社会、医疗机构及相关部门等为精准医疗各项服务在临床的实际应用，以及面向全人群提供精准医疗服务，提供全方位的资源支持，实现精准医疗服务的常态化和规模化应用与推广。本节主要从国家层面的政策驱动、精准医疗发展市场需求驱动以及先进技术驱动三个方面分析精准医疗服务系统形成的动力类型。

（1）政策驱动

政策驱动指的是国家层面的政策引导，从而推动精准医疗服务的发展及精准医疗服务系统的形成。近年我国积极推进精准医疗发展，发布相关政策也十分密集，正在加速推进行业监管的跟进。2014年以后，国家食品药品监督管理总局（CFDA）等机构批准高通量测序（即二代测序）在 NIPT、PGD 等生育健康领域的临床应用试点，精准医疗上升为"国家战略"。精准医疗相关政策如表 2-2 所示。

表 2-2　我国精准医疗相关政策

时间	法律法规及事件	部门	主要内容
2014.01	《关于基因分析仪等 3 个产品分类界定的通知》	国家食品药品监督管理总局办公厅	基因分析仪作为Ⅲ类医疗器械管理，测序反应通用试剂盒（测序法）作为Ⅰ类医疗器械管理
2014.02	《关于加强临床使用基因测序相关产品和技术管理的通知》	国家食品药品监督管理总局办公厅、国家卫生计生委办公厅	检测仪器、诊断试剂和相关医用软件等产品，需经食品药品监管部门审批注册，并经批准技术准入方可应用
2014.03	《关于开展高通量基因测序技术临床应用试点单位申报工作的通知》	国家卫生计生委医政医管局	已经开展高通量基因测序技术，且符合申报规定条件的医疗机构可以申请试点
2014.12	《关于开展高通量基因测序技术临床应用试点工作的通知》	国家卫生计生委医政医管局	确定北广两地第一批高通量基因测序技术临床应用试点单位，开展遗传病诊断、产前筛查与诊断、植入前胚胎遗传学诊断试点工作

续表

时间	法律法规及事件	部门	主要内容
2015.01	《关于产前诊断机构开展高通量基因测序产前筛查与诊断临床应用试点工作的通知》	国家卫生计生委妇幼健康服务司	审批通过了109家医疗机构开展高通量基因测序产前筛查与诊断（NIPT）临床试点
2015.01	《关于辅助生殖机构开展高通量基因测序植入前胚胎遗传学诊断临床应用试点工作的通知》	国家卫生计生委妇幼健康服务司	审批通过了13家医疗机构开展高通量基因测序植入前胚胎遗传学诊断（PGD）临床应用试点
2015.02	《国家重点研发计划干细胞与转化医学重点专项实施方案》	国家科学技术部	加强干细胞基础研究以及临床转化和产业化研究
2015.03	国家首次精准医学战略专家会议	国家科学技术部	计划在2030年前在精准医疗领域投入600亿元，其中中央财政支付200亿
2015.04	《关于肿瘤诊断与治疗项目高通量基因测序技术临床应用试点工作的通知》	国家卫生计生委医政医管局	发布了第一批肿瘤诊断与治疗项目高通量基因测序技术临床试点单位名单
2015.05	《关于取消非行政许可审批事项的决定》	国务院	取消第三类医疗技术临床应用准入审批，包括造血干细胞移植、基因芯片诊断、免疫细胞治疗等第三类医疗技术临床应用
2015.06	《国家发展改革委关于实施新兴产业重大工程包的通知》	国家发展改革委	3年内建设30个基因测序技术应用示范中心，快速推进基因检测临床应用及基因检测仪器试剂的国产化
2015.07	《肿瘤个体化治疗检测技术指南（试行）》	国家卫生计生委	印发肿瘤个体化治疗检测技术指南
2015.07	《药物代谢酶和药物作用靶点基因检测技术指南（试行）》	国家卫生计生委医政医管局	印发药物代谢酶和药物作用靶点基因检测技术指南
2015.10	《中共中央关于制定国民经济和社会发展第十三个五年规划的建议》	中国共产党第十八届中央委员会第五次全体会议	将"健康中国"写入纲领性文件，未来五年健康产业将会获得重点扶持
2016.03	《科技部关于发布国家重点研发计划精准医学研究等重点专项2016年度项目申报指南的通知》	国家科学技术部	将"精准医学研究"列入2016年优先启动的重点专项之一
2016.03	《中华人民共和国国民经济和社会发展第十三个五年规划纲要》	国家科学技术部	大力推进精准医疗等新兴前沿领域创新和产业化，形成一批新增长点。加强前瞻布局，生命科学等领域，培育一批战略性产业

续表

时间	法律法规及事件	部门	主要内容
2016.07	国务院常务会议	国务院	通过"十三五"国家科技创新专利规划,以创新型国家建设引领和支撑升级,在精准医疗等重要领域启动一批新的重大科技专项
2016.10	《"健康中国 2030"规划纲要》	中共中央、国务院	加强慢病防控、精准医学、智慧医疗等关键技术突破,到2030年,全面实现人口健康信息规范管理和使用,满足个性化服务和精准化医疗的需求
2016.11	《"十三五"国家战略性新兴产业发展规划》	国务院	把握生命科学纵深发展、生物新技术广泛应用和融合创新的新趋势,以基因技术快速发展为契机,推动医疗向精准医疗和个性化医疗发展
2016.12	《"十三五"生物产业发展规划》	国家发展改革委	把握精准医学模式推动药物研发革命的趋势性变化,立足基因技术和细胞工程等先进技术带来的革命性转变,加快新药研发速度,提升药物品质,推广基因检测等新兴技术应用
2017.02	《战略性新兴产业重点产品和服务指导目录》	国家发展改革委	针对个性化健康保障和精准医疗的基因检测服务,建立线上线下相结合的智能诊疗生态系统
2017.04	《"十三五"生物技术创新专项规划》	国家科学技术部	突破若干前沿关键技术,包括新一代基因操作技术
2017.06	《"十三五"卫生与健康科技创新专项规划》	科技部、国家卫生计生委、国家体育总局、国家食品药品监督管理总局、国家中医药管理局、中央军委后勤保障部	建立多层次精准医疗知识库体系和国家生物医学大数据共享平台,重点攻克新一代基因测序技术、组学研究和大数据融合分析技术等精准医疗核心关键技术
2017.12	《感染性疾病相关个体化医学分子检测技术指南》	国家卫生计生委办公厅	规范个体化医学分析检测的医疗机构临床检验实验室活动
2017.12	《个体化医学检测微阵列基因芯片技术规范》	国家卫生计生委办公厅	规范医疗机构开展微阵列基因芯片个体化医学检测服务活动
2018.06	《关于进一步改革完善医疗机构、医师审批工作的通知》	国家卫生健康委、国家中医药管理局	进一步改革完善医疗机构、医师审批工作,并再次强调医疗机构可以委托独立设置的医学检验实验室、病理诊断中心提供医学检验、病理诊断等服务
2018.09	《新型抗肿瘤药物临床应用指导原则(2018 年版)》	国家卫生健康委	该指导原则将定期修订更新,指导临床合理应用抗肿瘤药物
2018.09	《国家健康医疗大数据标准、安全和服务管理办法(试行)》	国家卫生健康委	文件明确了健康医疗大数据的定义、内涵和外延,以及制定办法的目的依据、适用范围、遵循原则和总体思路等

资料来源:中国精准医疗行业市场研究报告。

2015 年 3 月科技部召开国家首次精准医学战略专家会议，开始投入专项资金部署精准医学战略，制定精准医疗发展计划；2016 年全国两会提出将精准医疗列为"十三五"发展规划，中央财政预计将拨款 10 亿元人民币推动其发展，到 2030 年前财政将投入 600 亿元[24]。我国精准医疗的重点任务将分两步走：2016~2020 年，组织实施"中国精准医学"科技重点专项，重点开展恶性肿瘤、高血压、糖尿病、出生缺陷和罕见病的精准防治治疗，加强创新能力、监管法规、保障体系建设；2021~2030 年，组织实施"中国精准医学"科技重大专项，在第一步建设的基础上，从重点开展恶性肿瘤、高血压等疾病的精准诊疗扩展到其他疾病领域的精准诊治，扩大精准医疗作用范围。精准医疗是未来医学的发展方向，是顺应时代和科技发展需求的新的疾病防控和诊疗手段，已经逐渐被各个国家重视，并放在国家战略高度上，从国家战略层面驱动精准医疗的发展和精准医疗服务系统的形成。

（2）市场需求驱动

传统的经验医学存在较多局限，使得很多疾病病因不明、药物治疗效果不佳，迫切需要新的理念和技术来改变这种困境。医学不像数学有固定的公式，医学存在个体差异，疾病的发生除了与基因本身有关以外，还与个人的饮食习惯、生活习性、生存环境等个体特征相关，因此疾病的诊疗不能通过某一固定的"公式"解决问题。疾病的不确定性和隐匿性是医疗局限性的一种表现，人类对疾病的认知只不过是冰山一角，水下的大部分冰山还尚未被人类所发现[25]。

1）内在需求驱动

A. 药物研发需求。由于基因组学、蛋白质组学、代谢组学等独特的遗传特征和个体特征的影响，个体对诊疗模式呈现出不同的效果和反应，以致临床上出现了同病同治但同治异效的不同转归[26]。有研究表明，很少有药物是普适性的，普适性的药物对疾病治疗的效果一般较弱。据统计，传统治疗方案显示，抗抑郁药物治疗的无效率为 38%，抗支气管哮喘和心律失常药物的无效率为 40%，抗糖尿病药物的无效率为 43%，抗偏头痛药物的无效率为 48%，风湿性关节炎和骨质疏松药物的无效率分别为 50% 和 52%，而阿尔茨海默病和癌症药物的无效率更高，分别达到 70% 和 75%[27]。如此高的用药无效率不仅导致药品资源的极大浪费，还加重了患者的经济负担。此外，长期服药还易引起不良反应，损害肝脏、肾脏等身体器官，引起身体功能下降[28]。有研究表明，全球每年的死亡病例中，大约有 1/3 是药物不良反应所致，我国每年有近 20 万人死于药物不良反应[29]。通过人类基因组图谱绘制，我们对人体生化过程、分子信号通路及蛋白质结构的了解不断深入，计算机建模、分子成像等先进技术为新药研发带来了革新动力，一项重要变革就是使药物治疗朝着个性化的方向发展，药物精准研发已经成为当今新药研发领域最具发展前景的热点之一，向个体化治疗时代快速转变的势头也变得明显而强劲[30,31]。

B. 精准用药需求。传统医学痛点催生精准医疗需求，传统的循证医学是结合临床医生的个人经验和客观的科学研究证据，对于症状相同的患者使用剂量相同的同种药物进行治疗，但治疗效果却千差万别。世界卫生组织（WHO）报道，全球超过一半的药品是以不恰当的方式调配、出售的，其中有一半的患者并未能正确使用药物[32]。据报道，2011 年我国不合理用药占用药总量的12%～32%[33]。在临床治疗中发现，药物对不同患者的治疗效果存在很大的差异，甚至同一种药物对部分患者无效[34]，但是在临床中，往往对于患相同疾病的不同患者给予标准剂量的药物，并未考虑个体的差异性及对药物的不良反应等因素，逐渐形成了不精准临床用药现状，增加了患者不必要的医疗费用支出，加重了患者疾病负担。2013 年，我国卫生总费用为 31 868.95 亿元，由于常规药物治疗的有效率不高，估计有 1000 亿元的药物费用为无效支出[35]。因此，精准用药服务亟须进一步研发和优化，提高患者用药有效性，降低不必要的医疗费用支出，在提升医疗效率、改善人民健康的同时，控制医疗费用，改善因病致贫、因病返贫现象。

C. 身体健康需求。根据相关报告，我国每年有 310 万癌症新增病例、220 万死亡病例；每年有 300 万心血管疾病死亡病例，高血压患者累计 2.6 亿；每年全国新生儿 1600 万，出生缺陷人群 90 万[36]。研究与实践表明，以上疾病均可能通过基因检测来提前预测、精准干预。精准医疗借助可监测的遗传信息和环境信息，针对个体提供定制的优化治疗方案，提升现有治疗水平，并尽量在发病前就有望事先有效预防。基因组学技术的高速发展，为临床诊断、药物、个体化治疗等领域带来了巨大的变革，并且随着公众自身健康意识的不断提升，社会各界对精准医疗的关注度越来越高，需求也越来越大，这将为精准医疗带来巨大的市场价值。另外，肿瘤是全球人口死亡率最高的疾病，但是目前国内大部分基因测序公司的检测技术在应用性方面还不完善，相关的基因检测产品和服务都非常有限，肿瘤体检早期筛查和指导肿瘤患者精准用药（尤其靶向药物）是当前市场最迫切的两大需求，但现有产品和服务都不能满足这两大需求[37]。

2）外在需求驱动

A. 环境驱动。精准医疗可以根据患者的生活环境、遗传分子数据和临床数据来识别潜在的疾病风险，实现患者疾病发展的准确定向，提高医疗的有效性和高效性，为患者提供个性化的疾病分类、预防和诊疗控制，减少无效药物的摄入，降低不良反应或其他并发症风险，使患者得到更有效的诊疗。同时，我国在人口上占有绝对优势，可以纳入更多的生物样本供医疗健康大数据分析，生物样本的数量和多样性得到了保障，使得对疾病的分类和预防诊断更为精确，为精准医疗的发展提供了良好的市场环境。

B. 产业发展驱动。精准医疗是生物信息科学与先进医疗技术交叉应用而发展起来的新型医疗模式，其研究和应用涉及多个领域。精准医疗的产业链包括上游产品与服务商（主要包括产品与服务的原厂商，包括各类原料厂商）、中间产品集成（主要为上游产品的再加工及上游服务的再包装）、产品与服务设计（主要为整个业务环节提供设计与规划）、行业代理（主要包括代理上游产业提供的产品、服务）、行业经销商与消费者（主要包括行业经销商以及产品与服务的消费者），与这些领域相对应的，则是巨大的市场需求和快速增长的市场规模（图2-2）。精准医疗的发展能够带动健康产业经济的发展，基因、临床和健康数据的积累为精准医疗的研究和应用带来了新机遇，远程/移动医疗系统的应用为各类数据的融合奠定了基础。人类基因组测序技术的革新，分子影像技术、远程手术和微创技术的快速发展，大数据技术的日益精进，都成为我国精准医疗发展的推手。

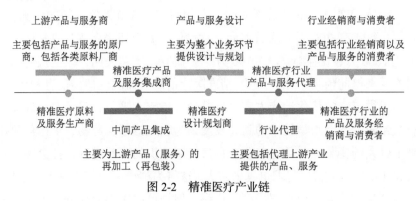

图2-2　精准医疗产业链

与此同时，精准医疗的发展也会带动医疗健康产业和大数据产业的快速发展，形成一种新的经济形势，改变传统用药和诊疗模式，促进产业变革和发展。传统用药模式中，不同疾病可能使用同一种药物，这不仅会造成资源的浪费，也会给患者带来诸多不确定性，精准医疗则能为患者疾病发展准确定向，实现精准用药，节约医疗成本，同时促进药企产业变革。伴随着基因测序技术和大数据技术的快速发展，精准医疗覆盖的企业类型和数量也越来越多，能够有效地促进生物大数据、移动医疗等相关产业的发展，带动健康产业经济的发展。

（3）先进技术驱动

精准医疗技术主要包括生物样本库、生物信息学、电子病历和大数据分析技术，其中生物样本库、生物信息学、电子病历是发展精准医疗的前提，而大数据分析技术则是精准医疗实现的关键[38]。生物样本库保存并提供人类生物资源及其相关信息，是转化医学研究的重要资源。生物信息学则是综合利用统计学、分子生物学、计算机科学等技术存储和分析生物数据，并结合患者信息发现潜在关联，从而帮助确定药物设计和诊疗方案。电子病历则是承载整合生物信息数据、临床数据、患者基本信息等，为基因分析、信息分析及其他数据分析奠定基础。我国丰富的生物样本库资源促进了生物信息学的研究与发展，巨大的医疗需求推动了精准医疗的实践。

基因组学技术和大数据技术的发展，为精准医疗的发展创造了条件，精准医疗在实际的临床保健中已成为现实。目前，基因诊断和治疗技术都取得了重大突破，在二代测序技术推动下，基因测序成本出现指数级下降（从 30 亿美元下降至1000 美元），测序速度及精度则显著提升；同时，基因捕捉及液体活检技术的发展，使得二代测序技术不断完善，新一代 DNA 测序等新型高通量技术的高速发展，是基因组学应用行业发展的重要驱动力，传统的技术正在逐步被更替。根据基因测序所进行的个性化诊断将 DNA 序列与疾病或者体征联系起来，一方面使得 DNA 测序更快、更精准，成本更低，另一方面能够找到生物基因信息与疾病间存在的潜在联系。

在"互联网+"背景下，随着互联网与医疗行业的深度融合，以及信息技术、网络通信技术、大数据技术的快速发展，医疗数据能够被充分挖掘利用，包含人体健康特征和疾病特征的基因组学数据也在大数据处理技术的发展下被深度挖掘，使得疾病检测效率和精度有了大幅度提升，是精准医疗发展的强大推动力之一。云计算及机器学习的发展将能够大大缩短基因数据分析时间，并提高多因子分析的效率，在未来基因库的建立与分析中将扮演重要角色。生物医学分析技术中的相关技术包括光学识别技术、统计分析技术等，这些技术使得测序获得的数据可以更加有序并得以解读。

基于国家 863 计划、973 计划、国家科技支撑计划等重大项目经费的支持，我国在基因组测序技术、临床疾病分子分型与诊治标志物、药物设计靶点、临床队列、生物医学大数据与现代大数据挖掘及智能决策等方面有了一定的积累和发展，这就为我国开展精准医疗的研究和应用提供了技术基础与保障[39]。

2.3.2 精准医疗服务系统形成的多维动力关系

精准医疗服务系统的形成是政策、市场需求和技术综合作用的结果。相关政策的制定可以直接促进精准医疗服务系统的形成，也可在政策的引导下形成良好的市场环境氛围，刺激市场需求，以市场环境带动技术的发展，进而推动精准医疗服务系统的形成。此外，相关政策激励技术的发展可以带动市场环境对精准医疗服务系统的需求和投入，政策会随着市场环境的不断变化进行调整，以适应当前发展的需求。最终，政策的制定、市场的需求和技术的发展共同作用于精准医疗服务系统的形成，推动精准医疗服务系统的发展。图 2-3 中的集中动力因果关系如下：①政策驱动→市场驱动→技术驱动。②政策驱动→技术驱动→市场驱动→政策驱动。

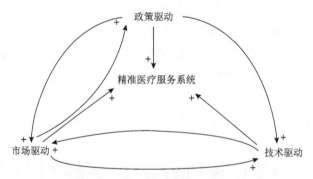

图 2-3　精准医疗服务系统形成的多维动力因果关系

2.3.3 精准医疗服务系统形成机制模型

在对精准医疗服务系统的基本内涵、形成动力和构成要素进行梳理之后，本节提出了精准医疗服务系统形成机制模型，如图 2-4 所示。

从精准医疗服务系统形成机制模型来看，精准医疗服务系统的形成动力包括一个驱动力和一个支撑力，驱动力包括政策驱动、市场驱动和技术驱动，支撑力

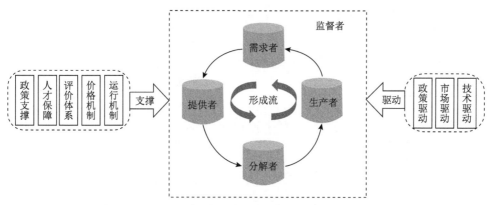

图 2-4　精准医疗服务系统形成机制模型

包括运行机制、价格机制、评价体系、人才保障和政策支撑。精准医疗服务系统内部的信息流通过服务传递者在需求者、提供者、分解者、生产者之间循环传递，并且服务系统运行过程受到监督者的监管和监督。最终，在上述过程中所形成的信息流动、驱动力和支撑力作用下，精准医疗服务系统得以形成和提升。基于此模型机制框架，后续章节将对精准医疗服务系统及其运行保障机制的构建展开研究。

2.4　精准医疗服务系统基本模型

在精准医疗服务系统设计思路的指导下，依据精准医疗服务系统的关键要素分析，构造出如图 2-5 所示的精准医疗服务系统基本模型，具体包括精准医疗服务需求系统、服务产品系统、服务供给系统和支撑保障系统 4 个子系统。

根据服务传递理论，服务需求系统提出精准医疗服务需求，将需求表达给服务产品系统，精准医疗的服务供给系统通过服务产品系统为服务需求系统供给服务产品，服务需求系统为服务供给系统提供评估反馈，服务供给系统将服务供给情况反馈给服务产品系统，以供服务产品的及时调整，精准医疗服务支撑保障系统为精准医疗服务的运转提供支撑保障。这 4 个子系统相互作用、相互依赖、互为补充，形成了一个完整的精准医疗服务系统。

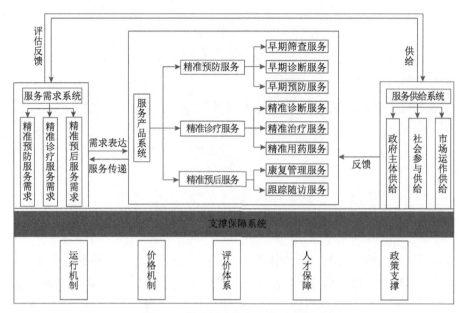

图 2-5　精准医疗服务系统基本模型

2.4.1　服务需求系统

精准医疗可考虑个体基因、环境和生活差异，精确寻找疾病病因和治疗靶点，针对不同的患者提供个性化疾病防诊治方案，提高诊治和预防效益，避免用药方式不当造成的无效治疗，满足公众个体化医疗的需求。服务系统建设的缘起是改变现今医疗行业的困境，满足公众个体化医疗的需求，由此引出精准医疗服务系统的一个子系统，即服务需求系统。精准医疗的服务对象遍布全国的省、市、县、乡、村各地，是那些希望疾病得到更有效治疗和干预的患者或者健康管理人群。精准医疗服务不仅要满足人们精准预防、精准诊断、精准治疗的需求，还要充分考虑对精准预后管理有需求人群的诉求，不仅要满足中心城市患者的需求，也要满足偏远地区患者的远程精准医疗需求。需求子系统的功能主要是根据服务对象的需求表达和服务反馈进行精准医疗需求分析，进而推进精准防诊治及精准预后研究进程，坚持防治结合，优化防治策略。

2.4.2　服务产品系统

为了满足患者对精准医疗服务多样化的需求，必须设计出不同的精准医疗服务产品，这便衍生出了精准医疗服务系统的另一个子系统——服务产品系统，该子系统的功能是根据需求重点研发设计并生产精准医疗服务产品。综合文献研究，从疾病发生发展的全过程来看，精准医疗服务产品可分为精准预防服务、精准诊疗服务、精准预后服务，如图 2-5 所示。

精准预防服务主要包括疾病早期筛查、早期诊断及疾病预防服务。传统医疗是在病症出现之后才开始治疗，而精准医疗可以利用基因组测序技术等新兴医学检验技术，结合大样本数据分析结果，识别出有效发病病因，在早期对一些有遗传史等的患病高危人群进行筛查，并及时实施精准化措施进行预防。

精准诊疗服务主要包括精准诊断、精准治疗和精准用药。目前的精准诊断主要是指分子诊断。病理医生需根据基因检测方法和一些高通量分子检测技术，对疾病进行分子诊断。精准治疗是依据患者的精准诊断结果制定最合适的治疗方案，目前主要是生物治疗和靶向药物治疗。精准治疗在肿瘤领域已获得一些成果，为不少患者找到了针对性的治疗方案，具有较好的发展前景。精准治疗在肿瘤领域的成功应用与发展也将进一步拓展其在其他疾病中的应用。精准用药则是通过对大数据分析技术与策略的开发与优化，全面分析和评估患者和疾病相关信息，指导临床合理用药，减少医疗资源浪费，提高医疗效率，最大化实现药物使用的合理性、有效性、经济性和安全性。

精准预后服务是针对出院后的患者，其以患者需求为导向，应用医学信息学的方法建立患者康复管理信息库，针对患者的服务诉求提供疾病康复管理、跟踪随访服务等[40]。

2.4.3　服务供给系统

为了提供精准医疗服务产品，需要构建精准医疗服务系统的另一个子系统，即服务供给系统，该子系统的功能主要是向需求系统供给精准医疗服务产品。精准医疗的服务供给系统主要由政府主体供给、社会参与供给和市场运作供给三部分构成。首先，政府主体供给在精准医疗供给系统中处于关键地位和领导地位，政府须深入调查了解精准医疗服务需求的波动性，科学设计与周密部署，确保精准医疗产品和服务的供给满足广大城乡居民的需求。其次，社会参与也是精准医疗供给系统的枢纽一环，只有整个社会中各方力量共同参与，才能保障精准医疗服务的顺利供给。最后，精准医疗服务产品也需要通过市场的运作供给。在我国社会主义市场经济的时代背景下，市场运作供给也是精准医疗供给系统不可或缺的部分。在供给系统的构建过程中，必须厘清政府、社会和市场的关系，唯有此，才能形成政府主体宏观调控、社会各方力量共同参与和市场运作供给的供需均衡局面。我国应合理布局精准医疗产业链，将医院、研究机构、制药企业、第三方检测机构等整合起来，促进产、学、研高度融合。

2.4.4　支撑保障系统

支撑保障系统是为精准医疗供给系统、需求系统、服务产品系统的管理运行提供基本保障的系统，宏观政策、外部环境、内部运行、技术水平等共同作用于精准医疗服务系统，为精准医疗服务系统的有效运转提供政策、理论或技术支撑。

（1）运行机制

整个系统的运行需要科学的管理模式和持续的运行机制。精准医疗服务运行机制是指影响精准医疗各项活动的内外因素以及因素之间相互联系、相互作用和相互制约关系的总称，包括精准医疗服务过程中的计划制定、组织方式、流程管理、绩效评估等在内的规则化管理行为体系结构，可以保障服务系统的高效运作，提高管理效率，减少资源浪费。科学的管理模式和持续的运行机制可为精准医疗供给系统、需求系统、服务产品系统等的建设运行提供管理方面的支撑，保障服务系统的高效运作，提高管理效率，减少资源浪费，最大限度地提高精准医疗的使用效益，进一步满足患者精准医疗的服务需求，是精准医疗服务高效、持久和良性发展的必要条件。

（2）价格机制

成本价格管理支持是解决精准医疗服务系统运行问题的物质基础和必要条件，合理的成本测算和服务项目定价是精准医疗发展的推动力，为精准医疗的长期可持续发展提供重要的基础支撑和资金保障。

（3）评价体系

评价体系为精准医疗的服务质量提供评估标准和保障，通过评价体系的确定，识别精准医疗服务的评估方向和范围，有利于将服务定量化表示，并通过服务质量的评估识别精准医疗服务提供情况，识别优势和劣势，为精准医疗服务质量的提升指明方向。

（4）人才保障

人才支撑系统是精准医疗服务系统中的保障子系统。精准医疗的发展离不开人才支持。人才资源作为精准医疗服务中的核心配置要素，是完善的精准医疗服务系统的重要保障，其他系统功能的发挥都离不开人才资源的保障。精准医疗所需人才具体包括临床医学人才、分子生物学人才、计算机科学人才等不同学科类型的人才。此外，随着"互联网+"时代的到来，精准医疗服务系统对多学科复合型人才的需求不断增大，具备信息化能力的医学人才将在推进精准医疗服务系统应用与推广方面起到重要的支撑作用。

（5）政策支撑

政策可引导精准医疗服务系统健康、有序发展的方向，它决定着精准医疗服务系统依据怎样的规则运行、向什么样的方向发展。完善的精准医疗技术发展支持政策、数据共享政策、服务应用与推广政策有助于实现精准医疗的大范围推广应用，而精准医疗服务的监管政策、医保政策等是保障精准医疗服务顺利实施和良性运行的重要政策支撑。

2.5　精准医疗服务系统实施路径

（1）加大科普力度，提高公众社会认知

我国精准医疗的发展尚处于起步阶段，传统医疗服务理念根深蒂固，大部分人并不知道精准医疗这种新型的医疗服务模式，即使是对精准医疗有些许了解的人，也因为对其安全性和有效性持怀疑态度，认为精准药物普及度低、治疗成本高昂等，而最终并不会选择这种治疗方式。鉴于此，精准医疗服务机构及政府相关部门应广泛举办精准医疗知识普及教育活动，宣传精准医疗的相关知识，加大对公众医学知识的教育力度，从而增强公众对精准医疗服务的认知，改变陈旧的医疗观念，破除对精准医疗服务的误解。同时，精准医疗服务机构也应及时发现和解决影响患者精准医疗服务需求的关键问题，从而提高需求系统内不同人群的精准医疗服务的使用意愿，促进精准医疗服务的推广。

（2）建立供需对接机制，避免供需失衡

服务和商品供需不平衡的现象时有发生，精准医疗服务的供需不平衡主要表现在服务产品的供过于求和供不应求，在精准医疗发展初期，精准医疗服务产品供过于求的现象较少发生。为避免供需失衡的现象发生，精准医疗服务产品的设计需要以患者的需求为导向，通过定期评价和反馈机制，提取患者的服务需求，描绘患者的需求模式，考虑时间、空间等因素的影响，预测需求的周期性变化，分析周期性需求变化和随机性变化的原因，科学预测需求量的变化，保证服务供需之间的平衡，从而建立严格的供需对接机制，防止无效供给，优化需求对接效率，避免精准医疗供给系统服务产品的供给与人民群众多样化的诉求目标错位，继而出现需求结构不对称的现象。

（3）监管精准医疗服务供给系统，确保服务产品质量

市场监督是指政府对精准医疗服务和产业主体进行的监督。精准医疗服务供给系统为患者供给精准医疗服务产品，但是由于精准医疗服务供给机构水平良莠不齐，精准医疗服务产品质量也参差不齐，为保证精准医疗服务产品质量达到患者要求，需要采取一定的措施来监管精准医疗服务供给机构。

1）在"精准医疗"重点研发计划的整体指导下，制定统一的制度框架和制度文件，做好顶层设计，以政策为强制抓手，明确各个政府部门的职责和任务，约束精准医疗服务研发和实施过程中的伦理道德，促进精准医疗领域良性秩序的形成。

2）监管部门应逐步建立健全监督机制和监管措施，制定与精准医疗新技术新产品监管相关的问责机制和监管标准，规范精准医疗服务机构供给行为，使监管部门执法监督有法可循、有法可依。

3）做好精准医疗服务供给系统的顶层设计，建立详细的行业标准，强化伦理审查流程，加强对精准医疗实施过程中的伦理审查，加强伦理监管体制，完善伦理评价体系建设，提高精准医疗服务供给水平。

4）针对精准医疗服务研发和提供过程中的数据隐私问题，制定相应的政策法规和规章制度，对相关人员行为进行约束，明确数据使用范围及手段，加强对个人隐私数据的保护，切实保障患者隐私安全和医疗数据安全。

（4）完善精准医疗技术支撑，支撑精准医疗服务系统正常运转

目前，我国精准医疗技术支撑仍然面临医疗器械供给不足、互联网传输安全性较低且传输速度慢、数据知识来源质量差、数据集成分析技术手段缺乏、数据共享困难、基因检测技术成本高且准确率低等问题。为解决以上问题，完善精准医疗技术支撑，本书建议从以下七个方面进行建设。

1）搭建技术支撑平台。建立由政府组织，企业、科研机构、医疗机构等共同参与的精准医疗领域核心产业技术研发园区，汇聚精准医疗高新技术研发机构，制定灵活的运营机制，辅以政策支持，为精准医疗技术创新与应用提供高效的研发环境；建立高通量测序技术、大数据技术等重点研发实验室，配备先进的实验设备，助力精准医疗领域关键技术的突破；组建技术创新主体，营造创新氛围，

建立创新主体间的交互机制与国际交流通道，开展技术创新活动，推动精准医疗核心技术的快速研发。

2）进口国外先进的精准医疗设备，引进或买断先进的仪器制备技术，同时加强我国医疗设备制造企业的自主研发能力，鼓励企业创新，逐步提高我国医疗设备制造水平和企业核心竞争力，满足医疗服务机构的需求。

3）成立专业技术团队，加大科研力度，加快科研进度，突破网络链路升级、多源数据采集、传输、存储、运算、安全等各种技术瓶颈。

4）结合信息技术、生物技术等高新技术，开发大数据分析系统、临床决策支持系统、流程管理等业务系统，建设精准医疗综合服务平台，并完成各个业务系统在精准医疗综合平台上的部署，满足不同主体的服务需求。

5）建设生物样本库，在国家层面建立标本丰富的国人生物样本库，制定样本采集与实验操作等技术标准、实验室安全等政策法规、伦理规范、质量审查规范等，保障生物样本库的高质量和管理规范，为精准医疗研究提供大分子、组织、器官等生物样本支持。

6）研发兼具速度与通量优势，操作简便、价格合理、适宜面向全人群推广应用的新一代基因测序技术。

7）发展面向精准医疗研究与应用的大数据集成技术、数据分析与结果呈现技术，有助于实现信息的有效整合和挖掘数据包含的有效信息，支持精准医疗服务的开展与应用。

（5）完善精准医疗支撑保障系统，全面保障精准服务系统运行

在管理模式与运行机制方面，加快建设精准医疗管理运行系统，增强系统管理水平和运行效率。当前我国的精准医疗管理运行系统建设尚处于起步阶段，缺乏完整的管理模式与运行机制，医疗系统本身的复杂性也导致了精准医疗管理运行系统发展速度缓慢。因此，我们需要采取一定的措施加快精准医疗管理运行系统的建设。就管理模式而言，要立足我国医疗国情，制定精准医疗的发展规划，利用合适的工具和方法设计组织机构和业务流程，恰当利用高新科学技术，构建精准医疗综合管理服务平台，建立完整的绩效评价体系和监督反馈机制，同时不断地创新管理模式，以适应内外环境的改变。就运行机制而言，要充分了解系统内不同要素之间的相互联系和作用关系，从计划、组织、协调、控制各个阶段入手，构建与管理模式相适应的动力机制、激励机制、协调机制、创新机制、竞争机制等，提高管理水平和运行效率。

在财务资源方面，可引入社会资本，在政府财政支持的基础上打造多元化的

资金支持体系，为精准医疗工作顺利开展、有序进行提供充足的物质基础。主要包括：①建立公共财政支持体系。政府是精准医疗行业发展的主要引导方、支持方，应建立针对精准医疗发展的资金支持体系。在科研方面，中央联合地方分别在国家层面和地方层面建立精准医疗专项科研资助基金，支持测序技术、精准诊断、专病治疗等领域的精准医疗研究。在产业发展方面，建立政府资金投入策略，为精准医疗行业发展提供资金支持。②建立金融支持体系。通过实施信贷管理制度、贷款财政贴息、减免税收等策略，为精准医疗产业营造良好的税收环境，提高对相关产业的吸引力，鼓励社会资本参与精准医疗产业发展，刺激精准医疗服务项目和产业的供给，扩大建设资金来源，保障资金需求。

在评价体系方面，要在精准医疗实施过程中积极探索符合精准医疗服务系统的、科学合理的质量评价体系，规范精准医疗服务质量评估机制，政府及相关部门或委托第三方机构通过定期或不定期的质量评估，对精准医疗服务的实施进行阶段性评估，把握精准医疗实施的整体情况，以评促建，在不断评估中识别精准医疗服务中存在的质量问题及明确优化方向，督促相关部门采取措施积极改进，并对改进结果进行验收等。此外，相关部门还应建立完善的反馈机制，提供公开透明的向上反馈的渠道，以便一线人员能够将存在的问题及建议反馈给相关部门，相关部门也能通过该渠道了解精准医疗真实的运作情况，进而助推精准医疗的发展。

我国精准医疗体系在人力资源方面存在着信息化人才短缺、优质医师人才资源匮乏等问题，为解决以上问题，完善精准医疗人才支撑系统，本书建议：以精准医疗人才需求为导向，发展精准医学教育，建立健全人才培养和激励机制体系，为精准医疗发展提供更为高质的人才队伍。具体可从以下方面实施精准医疗行业的人才培养：

1）重视综合性人才的引进、培养和继续教育，培养一批同时具有生物学、信息学和医学背景的复合型高级人才，加强不同学科的交叉融合。精准医学是一门交叉学科，涉及临床医学、遗传学、分子生物学、生物信息学、计算机科学等学科[41]，需以各专业学科交汇为基础实现优势互补，共同助力精准医疗发展。同时，加大对国外精准医疗相关高层次人才的引进，设立人才引进专项或专门的薪酬待遇，吸引优秀人才回国投身精准医疗事业。此外，也需要加大对本土人才的继续教育，通过频繁的交流学习来实现本土人才的进修和继续教育，优化自身知识体系，提升医疗服务水平。

2）完善精准医学学科建设，将其纳入学校学科体系，以高校为主体、科研院所为基地、师生为主力进行精准医疗科技攻关，吸纳更多的优秀学子投身于精准医疗事业中，为精准医疗的发展储蓄力量。

3）加大精准医疗人才队伍建设，组建专门的人才队伍，培育该领域专家和杰出中青年学者，使其起到"领头羊"的作用，带动我国精准医疗学科、团队的发展，助推精准医疗事业的发展。

4）通过海外引进、联合培训、出国交流、团队建设等方式，提高人才供给的数量和质量，优化人力资源结构，建设层次分明、结构合理、充满活力的精准医疗科技创新人才队伍。

在政策资源方面，政府应该出台相应的政策和法律法规，从政策和法律层面上规范精准医疗市场，综合运用各类政策工具，加强政策工具的示范和引导作用，为精准医疗的发展提供政策指引和支撑。现阶段我国精准医疗服务较为局限，提供服务的医疗机构较少、受益患者少、技术有待提升，亟须建立精准医疗技术发展支持政策、数据共享政策、服务应用与推广政策等，实现精准医疗大范围推广应用。此外，还应制定精准医疗服务监管政策、伦理政策、医保支付政策等，建立完善的精准医疗服务运营机制，推动精准医疗服务的常态化运转。

参 考 文 献

[1] 王秋菊. 精准医学与聋病防控[J]. 中华耳科学杂志, 2015, 13 (2)：191-196.

[2] National Cancer Institute. NCI and the precision medicine initiative [EB/OL]. （2016-03-10) [2016-07-22]. http://www.cancer.gov/research/key-initiatives/precision medicine.

[3] National Institutes of Health. What is precision medicine? [EB/OL]. （2015-04-01）[2016-07-22]. https://ghr.nlm.nih.gov/primer/precisionmedicine/definition.

[4] 张华, 詹启敏. 精准医学的需求与挑战[J]. 中国研究型医院, 2015, 2 (5)：17-25,68.

[5] 徐鹏辉. 美国启动精准医疗计划[J]. 世界复合医学, 2015, 1 (1)：44-46.

[6] 苗参, 崔泽实, 王菲, 等. 精准医学与技术驱动及医学模式创新[J]. 中国医学装备, 2017, 14 (2)：138-142.

[7] 杨秀丽. 大数据背景下的精准医疗[J]. 安徽科技, 2016, (6)：55-56.

[8] 李芳晨. 深圳启动万人癌基因测序计划[J]. 中国医院院长, 2015, (16)：36.

[9] 王瑛. 社区医院发生医疗纠纷的原因与防范对策[J]. 中国乡村医药, 2011, 18 (2)：70-71.

[10] 杨红梅, 田翔华, 周毅. 电子病历对基于知识网络的精准医学的支撑及模式研究[J]. 中国数字医学, 2017, 12 (8)：29-31.

[11] 海川. 大数据助推个性化医疗[J]. 新经济导刊, 2014, (9)：42-46.

[12] 谢俊祥, 张琳. 精准医疗发展现状及趋势[J]. 中国医疗器械信息, 2016, 22 (11)：5-10.

[13] 钱学森. 钱学森系统科学思想文选[M]. 北京：中国宇航出版社, 2011：4.

[14] 蔺雷, 吴贵生. 服务管理[M]. 北京: 清华大学出版社, 2008: 46.

[15] 张润彤. 服务科学概论[M]. 北京: 电子工业出版社, 2015: 28.

[16] Dale MB. System analysis and ecology[J]. Ecology, 1970, 51(1): 2-16.

[17] 靖继鹏, 毕强. 情报学理论基础[M]. 长春: 吉林科学技术出版社, 1996.

[18] Callon M, Law J, Rip A. The sociology of an actor-network: the case of the electric vehicle[M] // Callon M, Law J, Rip A. Mapping the dynamics of science and technology. London & Basingstoke: Macmillan, 1986.

[19] 王春梅. 基于行动者网络理论的区域创新体系进路研究——以南京为例[J]. 科技进步与对策, 2012, 29(24): 52-55.

[20] 布鲁诺·拉图尔. 科学在行动: 怎样在社会中跟随科学家和工程师[M]. 刘文旋, 郑开, 译. 上海: 东方出版社, 2005: 12.

[21] Callon M. Some elements of a sociology of translation: domestication of the scallops and the fishermen of St Brieuc Bay[J]. Sociol Rev, 1984, 32(S1): 196-233.

[22] 赵宇翔, 刘周颖, 宋士杰. 行动者网络理论视角下公众科学项目运作机制的实证探索[J]. 中国图书馆学报, 2018, 44(6): 59-74.

[23] 罗伟亮, 杨文培, 李静. 基于行动者网络理论的城市环境治理利益相关者管理[J]. 商业经济研究, 2015(2): 120-122.

[24] 张雨, 许奉彦. 中国将启动精准医疗计划 2030 年前投入 600 亿元[EB/OL]. (2015-03-26) [2016-07-15]. http://finance.china.com.cn/industry/medicine/yyyw/20150326/3024172.shtml.

[25] 詹启敏, 张华, 陈柯羽, 等. 精准医学总论[M]. 上海: 上海交通大学出版社, 2017.

[26] 李玉娟, 李连达, 李贻奎. 精准医疗与辨证施治[J]. 医学争鸣, 2016, 7(1): 5-7.

[27] 张伟国, 樊慧蓉, 李红珠, 等. 个体化用药时代的新药研发[J]. 药物评价研究, 2015, 38(1): 1-7.

[28] 杨咪, 杨小丽. 理性审视精准医疗发展中的问题及其对策探讨[J]. 中国全科医学, 2017, 20(7): 886-890.

[29] 梁星光, 饶跃峰, 马葵芬, 等. 基于遗传药理学和药物基因组学的突变分析在抗肿瘤靶向治疗中的应用[C]. 北京: 全国治疗药物监测学术年会, 2012.

[30] 肖飞. 从循证医学到精准医学的思考[J]. 中华肾病研究电子杂志, 2014, 3(3): 123-128.

[31] 袁丽, 杨悦. 国际创新药物研发现状及未来发展趋势[J]. 中国新药杂志, 2013, 22(18): 2120-2125.

[32] Word Health Organization. Promoting rational use of medicines: core components[S]. Geneva: WHO, 2002.

[33] 王怡. 台湾医院病患用药教育推行状况及启示[J]. 中国药房, 2011, 22(13): 1163-1164.

[34] 付青姐, 凌志扬, 李明春. 精准医疗下的药学服务[J]. 解放军药学学报, 2016, 32(6): 574-576.

[35] 国家卫生和计划生育委员会. 2013中国卫生和计划生育统计年鉴[M]. 北京: 中国协和医科大学出版社, 2013.

[36] 顾彦. 从百亿到上万亿 市场需求是精准医疗最大推动力[J]. 中国战略新兴产业, 2016, (3): 42-44.

[37] 精准医疗——中国肿瘤市场的庞大需求[J]. 中国肿瘤临床与康复, 2016, 23(1): 84.

[38] 范美玉, 陈敏. 基于大数据的精准医疗服务体系研究[J]. 中国医院管理, 2016, 36(1): 10-11.

[39] 赵晓宇, 刁天喜, 高云华, 等. 美国"精准医学计划"解读与思考[J]. 军事医学, 2015, 39(4): 241-244.

[40] 夏锋, 韦邦福. 精准医疗的理念及其技术体系[J]. 医学与哲学, 2010, 31(11): 1-3,17.

[41] 马永超, 赵志军. 精准医疗背景下我国医学教育存在的问题浅议[J]. 中国高等医学教育, 2018, 262(10): 26-27.

3

精准医疗联合体构建

医疗卫生服务体系的整合和协同是国际医疗体系发展和改革的趋势，医疗联合体是其重要运营模式之一，也是我国深化公立医院改革的重要措施之一，旨在通过不同层级医疗卫生机构的联合和资源共享来应对医疗服务的供需矛盾和医疗费用过快增长问题。精准医疗服务具备多学科、多主体、多阶段等复杂特性，同样需要医疗资源的有效协同和整合，因此，本章提出精准医疗联合体的运营模式，旨在探讨精准医疗联合体的实用性和适用性，为精准医疗联合体的构建指明方向。

有学者指出充分利用我国人口众多、病种齐全的优势进行大型人群队列研究，并对相关数据进行高效的流转和分析是精准医疗服务开展的基础环节和必由之路。如今多地大型医疗机构已经着手建立自己的精准医学研究中心，构建本地患者数据及样本库，但是由于尚未建立相关标准，各地的数据收集方式不尽相同，具有分散及重复收集等问题，不但医疗机构之间所收集数据难以互通，而且会浪费大量的资源[1]。

另外，目前精准医疗领域的研究热点集中在数据交叉融合、分子靶向治疗、基因组学等方向，技术水平的提高，生物、医学等领域的发展对精准医疗固然重要，但是精准医疗服务的目的是更为有效地实现对人健康的保障，其服务对象是人，如何将精准医疗服务延伸到基层，切实惠及患者及相关社会群体，是精准医疗服务能否真正落地的关键，而单个的医疗机构向患者提供精准医疗服务的能力，不仅受制于自身的能力，还受到整个精准医疗服务链上下游机构的制约。

还有学者指出精准医学研究的实施涉及临床样本和健康人群的信息收集与分

析等，需要政府部门、医疗机构、信息科学研究机构、相关企业等的共同推动。我国作为人类基因组计划的参与者，在基因测序等多方面已经具备一定的基础，但在自主创新的生物医学产品与技术等方面仍面临诸多挑战，在全球开展精准医学研究的竞争中，我们应立足本国国情，首先解决重大疾病防控问题，充分发挥自己的医疗资源优势，发展自己的生物医学基础数据库，制定我国的精准医学疾病诊疗、管理和健康管理策略，因此医疗机构之间建立以分工合作为前提的联合体成为必然。

由此，本书研究提出"精准医疗联合体"这一概念并对其进行深入探讨，将不同类型、层次的医疗机构组合起来，以联合体的形式实现医疗资源的有效整合，既可以为精准医疗落地和规模化服务提供助力，又能够充分利用我国人口优势，为精准医疗提供数据基础，促进我国精准医疗加速发展，提升我国临床医学水平，助力健康中国建设。

3.1　精准医疗联合体概念的提出

3.1.1　精准医疗联合体概念界定

"联合体"可认为是企业间的战略联盟。战略联盟的概念最早由 J. Hopland 和 R. Nigel 提出，他们认为战略联盟是指由多个企业为达到占领市场、共享生产资源等目的，通过协议、契约等方式联合起来进行合作的经营方式，"联合体"要求企业间拥有对等的实力，并且各方之间能够做到优势互补、风险共担[2]。战略联盟的思想在于强调竞争与合作，通过资源与能力的互补，达到组织的战略目标[3]，目前该理论已经被应用于多个领域，如产业技术创新联盟[4]、产学研联盟[5]、图书馆联盟[6]、医疗联合体等。

医疗联合体简称"医联体"，是战略联盟思想在医疗卫生行业的应用和延伸，随着国家的重视和医疗联合体建设实践的深入，有学者对医疗联合体的概念进行了界定，大多强调了医疗联合体的参与主体、组建目的、组建方式三个方面。任文杰[7]认为，医疗联合体是通过托管、合作、兼并等方式，将若干医疗卫生机构进行纵向或横向的整合，为区域内人群提供医疗救治、预防保健、健康咨询等内容的医疗服务组织形式。郑大喜等[8]指出，医疗联合体是一定区域内或跨区域范围的不同级别、类别、性质的医疗卫生机构，以为居民提供全方位全周期健康服务为出发点与归宿，以托管、技术协作等形式组成的医疗卫生机构联合组织。综上，医疗联合体的参与主体为不同的医疗机构，其组建目的是实现优化资源配置，提升医疗服务能力，组建方式一般有托管、合作、兼并等，以上三个方面可以较为全面地阐释医疗联合体的概念及内涵。

精准医疗联合体是一种特殊的医疗联合体。一方面，精准医疗联合体可以认为是以精准医疗为合作领域的医疗联合体，具备医疗联合体的一般特征，因此以医疗联合体的概念为基础对精准医疗联合体进行概念界定有其可行性。另一方面，精准医疗联合体有其特殊性，具体表现为精准医疗联合体的技术依赖性更高，这种依赖性来源于精准医疗本身，基因测序技术、生物医学技术和大数据技术的革新是精准医疗发展的根基，也是精准医疗服务产生的前提。据此，本书认为精准医疗联合体是不同级别、类别、性质的医疗机构、科研院所、高科技企业之间，以开展精准医疗应用示范和推广服务、提升我国人口健康水平、提高社会经济效益为战略目标，以生物信息技术和大数据分析技术为依托，在共享资源、共担风险的基础上通过协议、契约等形式进行产业联结、要素联结和利益联结的优势互补、分工协作的网络化组织。

此概念具有三层含义：①精准医疗联合体的本质是一种网络化的跨机构合作组织，其核心问题在于如何在资源共享的过程中实现利益协调，在不同机构的协调中促进各主体之间产业联结、要素联结、利益联结，提升规模集聚效应、延伸产业链、保障医疗服务质量、提升价值链，分享产业链收益、拓宽增收链。②目标是组织存在的根本原因，微观层面，精准医疗联合体的目标是通过联合体完成高效的数据采集、融合、流转和分析，并以此为基础开展精准医疗服务，提升医疗服务质量，保障国民生命健康，提高社会福利，实现社会效益；宏观层面，其目标是助力精准医疗模式的发展，提升经济效益和生态效益。③精准医疗联合体合作的关键领域在于技术、数据资源的共享。其中，技术具体包括基因测序技术、组学技术、大数据分析技术等，数据则包括临床数据、基因组学数据、健康数据、生活习惯数据等。

根据上述分析，构建基于精准医疗服务的精准医疗联合体的概念模型，见图3-1。

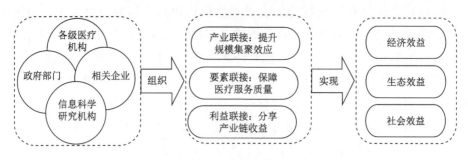

图 3-1　精准医疗联合体概念模型

3.1.2　精准医疗联合体的特征

精准医疗联合体作为一种医疗机构间的组织模式，是以精准医疗这种新型医疗模式为结合点形成的跨机构合作组织，其特征主要有以下几点：

（1）公益性

精准医疗联合体是为了产出精准医疗服务，与其他医疗服务相同，精准医疗服务也属于公共产品的范畴，同时具有福利和商品的双重属性，且福利性和公益性是其基本导向。因此，精准医疗联合体要以谋求社会效应为目的，坚持社会效益优先，实现社会效益最大化。

（2）技术复杂性

精准医疗联合体涉及信息技术、生物技术、医疗技术等多个技术维度的综合集成，具有技术复杂性的特征。首先，在跨组织、跨地区的条件下，通信技术的支持使得成员单位的信息沟通得到保证，而大数据分析、云计算等信息技术为成员单位间数据传输、融合和分析提供了技术支撑；其次，精准医疗联合体也离不开基因测序技术、组学技术、分子影像融合技术以及无创和微创技术等生物医学领域的技术革新。在这些复杂多维的技术支撑下，医疗联合体得以整合资源，共享数据，提高医疗机构服务水平。

（3）竞争合作

精准医疗联合体中医院之间的合作不一定是全方位的，在数据共享、技术分享领域要加强合作，在其他领域又存在竞争，比如利益分配、责任划分、风险承担等方面。实现精准医疗联合体的可持续性，其关键问题是如何平衡竞争与合作的关系，在各主体之间实现利益协调。

（4）相互信任

精准医疗联合体打破了原有组织的有形界限，实现了跨机构的资源整合，但也提高了管理的复杂性和风险，成员单位之间的协同问题更加突出。相互信任有利于简化联合体内部的复杂性，减少冲突，降低协调成本，因此精准医疗联合体的构建必须建立在相互信任的基础上。

（5）关系型资产的共同投入

成员单位之间为互相利用对方资源建立起联合体，彼此之间的投入就形成了关系型资产，这部分资产有专有性和互补性特征，是精准医疗联合体组建的动力。

（6）内部专业化分工

专业化分工有利于提高联合体的整体效率，成员单位以其各自拥有的、互补的资源投入到精准医疗联合体当中，并且具有不同的任务和职能，这就意味着精准医疗联合体内部存在专业化分工。如何使医疗联合体内部各个成员单位在自己最擅长的领域实现最大的绩效，以达到减少资源浪费、降低运营成本的目标，是下一步应该考虑的问题。

3.2　精准医疗联合体构建动因

从宏观来看，驱动精准医疗联合体构建的动力因素主要为外部环境因素，包括政府因素、经济因素、社会因素和技术因素；从微观来看，成员单位的内生性要素，如能力、资源、知识等无法满足开展精准应用示范和推广服务的战略目标时，组建精准医疗联合体就具备了微观层面的动因基础。宏观动因对微观动因具有推动、诱导、唤起和支撑的作用，而且只有宏观动因持续性作用才能驱使合作主体推进和维持这种合作，具体如图 3-2 所示。

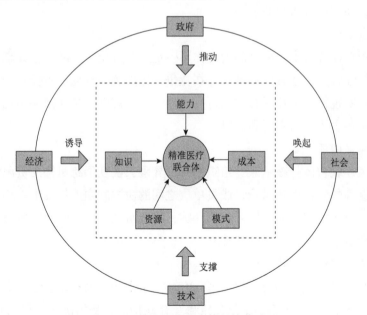

图 3-2　精准医疗联合体的构建动因

3.2.1 宏观动因

（1）政府因素

2015 年 3 月科技部召开国家首次精准医学战略专家会议，并制定了精准医疗发展计划。2016 年 3 月，"精准医学研究"列入国家重点研发项目，并进入正式启动阶段，首批补助资金为 10 亿元人民币，预计到 2030 年财政经费总投入将会达到 600 亿元[1]。政府对精准医学战略布局的正式启动，意味着精准医疗迅速、健康发展的契机已经到来，这是机遇，也是挑战。面对时代变革，不加入精准医疗联合体可能无法适应未来医疗模式的发展。

（2）经济因素

健康是每个人的基本需求，市场需求是拉动医疗机构合作的重要动力，蕴藏着巨大的经济利益。虽然我国的医疗机构不仅仅以营利为目的，但是也要在激烈的市场竞争中求生存，对利益的追求是医疗机构间合作的直接驱动力。随着产业链的进一步完善，精准医疗将带动健康大产业的发展，成为新的经济增长点。医疗机构之间进行合作、调整和重组，提高精准医疗服务能力，实现规模经济，是其抓住机遇、提高自身市场竞争力的重要途径。

（3）社会因素

据统计，我国每年癌症新增病例为 310 万，死亡病例为 220 万；心脑血管疾病每年死亡人数为 300 万；高血压患者 2.6 亿，糖尿病患者超过 1 亿[9]。这些重大疾病使我国的人力资源和经济遭到了巨大的损失，如今已经成为我国社会和经济发展的重要障碍[10]。但是目前我国的临床医疗水平、药物研发现状及临床用药都存在很大的局限性，精准医疗的提出和推广将为解决我国医疗卫生困境提供新思路，其发展需要产、学、研、政共同协作，各主体共同创造价值才能使精准医疗服务真正惠及大众，提高我国国民健康水平。

（4）技术因素

精准医疗是技术与医疗服务创新融合发展的需要，科技的飞速发展为精准医疗的产生创造了客观条件。通过基因检测技术可以发掘遗传特征与疾病发生的内在联系，组学技术的发展使得认识疾病的遗传特征和发病的分子机制成为可能，大数据技术能够对长周期、大范围的数据进行积累与分析，这些高新技术极大地推动了精准医疗的发展，也为精准医疗联合体的构建提供了技术支撑。这些技术层面的基础架构，是精准医疗联合体实现最优化整合和最大协同效应的保障。

3.2.2 微观动因

（1）变革医疗服务模式

传统的医疗模式存在一定的弊端和局限性，如疾病的诊断不明确、治疗不科学、药物治疗效果不佳等。有研究表明，一些药物存在着较高的无效率，如抗抑郁药为38%，抗糖尿病药为43%，癌症治疗药物高达75%，如此高的用药无效率，不仅增加了患者的经济负担，还可能引发不良反应甚至危及患者生命。精准医疗为实现疾病的精确诊断和评估，切实做到对疾病的精准预防及治疗提供了可能，探索医疗服务模式的变革，提高医疗服务水平，是医疗机构加入精准医疗联合体的内在动力。

（2）提高医疗服务能力

医疗机构作为医疗服务的主要输出者，提高服务能力，满足患者的医疗卫生需求是其根本目标。需要做好精准医疗联合体内部单位成员的专业化分工，整合医疗资源，分工协作，提高资源利用效率和医疗服务质量。三级医院通过对成员单位的选择，可以将非优势部分或基础性工作，如数据采集、精准防诊治方案推广、随访和健康管理等，虚拟于核心业务之外，集中优势突破重点、难点，为患者提供更高效、精准的医疗服务。对于基层医院，要与三级医院形成联合体，可以通过对特定病种的精准防诊治方案的推广应用，全面带动其面向重大疾病及常见慢性病的医疗服务能力的建设。

（3）学习知识和技能

随着知识经济时代的到来，知识逐渐成为独特的价值性资源。组建精准医疗联合体是解决精准医疗知识转移，尤其是经验型知识转移的有效途径。通过培训讲座、咨询交流、远程教育等手段可以达到知识的转移和扩散，进而做到创新和创造新的知识，形成知识的增值和涌现，最终实现联合体的协同效应，最大限度地满足各知识主体的利益，提升各成员单位的知识学习能力及精准医疗服务能力。其中，尤其是要加强基层医疗全科医生队伍建设，使基层医疗机构的服务水平与基础设施相配套，提高基层机构活力，促进分级诊疗制度的推行。

（4）获取互补性资源

各成员单位存在资源的相互依赖性，就中小型医院而言，它们的医疗技术水平及科研能力无法满足精准医疗发展的需求，需要从外部环境中获取知识、技术等资源，否则就无法开展精准医疗服务；对于大型医院，由于精准医疗是建立在多数据交叉融合基础上的医疗体系，大范围、多种类、多模态的数据收集是其发展的基础环节，大型医院需要从联合体中获得数据资源及推广应用的渠道。精准医疗联合体对于各成员单位来说都是一种动态的外部资源，各成员应立足于自身资源需求，在协作和交互的基础上，调配其他成员的资源和能力。

（5）降低交易成本

从单个企业的角度出发，联合体是为了实现交易成本的最小化。精准医疗是一个多技术融合的医疗体系，其具有不确定性、复杂性、隐藏性、专属性等特性，因此引进与学习相关技术有一定的困难。通常情况下技术在交易过程中需要花费大量的金钱，但是加入精准医疗联合体，可以有效地排除专利保护或技术标准的限制，大幅降低交易成本，提高组织效率。

3.3　精准医疗联合体建设现状及示范应用

为充分了解我国精准医疗服务开展情况，有针对性地开展精准医疗的推广和应用，研究组于 2019 年 7～9 月对河南、新疆、湖南、湖北、广东等 12 个省（自治区、直辖市），共计 48 家医院进行了精准医疗相关问卷调查。本次调查采取在线填写的方式，共收回问卷 435 份，其中有效问卷 405 份，有效率为 93.10%。其中三级医院占 80.00%，二级医院占 20.00%，64.20%的医院参与了精准医疗相关工作。

研究采用定量和定性相结合的方式。首先采用文献分析法，通过对中国知网、万方、维普等数据库的检索，收集和整理有关精准医疗的资料，结合工作实践，对精准医疗服务的开展及推广过程中面临的问题进行梳理和系统的整理，并组织专题小组讨论，确定问题集。然后采用统计分析方法，对问卷调查回收数据进行清洗、整理，建立 Excel 数据库，并利用 SPSS 21.0 软件进行描述性分析。

3.3.1　精准医疗联合体建设现状

2016 年 3 月，"精准医学研究"列入国家重点研发计划，并正式启动。在已启动的精准医疗国家重点专项中，"精准医疗集成应用示范体系建设"是推动我国精准医疗临床转化应用的重要抓手。调查显示，有 50.68%的临床医生认为构建精准医疗联合体是建立精准医疗示范体系的重点工作，从实践层面，精准医疗联合体的建设也已步入实施阶段。

目前，中日友好医院联合四川大学华西医院等多家医院，初步建立了精准医疗联合体，对部分示范单位完成筛选、授牌工作，并逐步开展相关从业人员培训；四川大学华西医院已启动了相关项目，研究如何基于精准医疗联合体优化、推广精准医疗方案，如在联合体开展多种重大疾病的注册随访研究、探索精准诊疗模式等；眼科、白癜风、脑血管病、出生缺陷防控等的精准医学联盟也相继成立。另外，社会力量也在积极参与推动精准医疗联合体的构建，2019 年 6 月，广东省三家企业达成了精准医疗创新联合体战略合作，以资本和市场化为优势，集聚技术、资本等资源形成产业联盟。联合不同层次的医疗机构及社会资本力量，形成内部精准医疗联合体，整合、共享联合体内部资源，为精准医疗服务的效率和质量提供数据支持，有利于多机构间的数据融合，是医疗数据融合的基础，也为精准医疗的发展提供数据驱动，提升精准医疗服务水平，助推健康中国建设。

3.3.2　基于联合体的精准医疗示范应用

调查结果显示，79.75%的临床医生认为集成与分析患者临床、基因和健康数据，建立疾病的精准防诊治方案具有可行性，且有 90.37%的临床医生认为建立精准医疗联合体对精准医疗的应用推广有帮助。共计 87.41%的临床医生认为肿瘤筛查应为精准医疗联合体重点示范内容，其次为重点疾病精准诊治与用药指导（80.49%）、出生缺陷筛查（75.31%）。精准医疗联合体重点示范技术前三位分别为基因检测技术（90.86%）、生物治疗技术（78.52%）和基因编辑技术（65.93%）。上述调查结果反映了以精准医疗联合体为依托，进行精准医疗的示范推广具有可行性，且目前三级医院与二级医院对重点示范内容和技术的需求较为相近，精准医疗联合体应以肿瘤筛查、出生缺陷筛查、重点疾病精准防诊治方案与用药指导为重点示范内容，以基因检测、生物治疗、基因编辑为重点示范技术，以患者实际需求为导向，开展精准医疗示范应用（表 3-1 和表 3-2）。

表 3-1　精准医疗联合体重点示范内容

调查项目	三级医院	二级医院	总计
出生缺陷筛查	73.77%	81.48%	75.31%
肿瘤筛查	88.58%	82.72%	87.41%
传染病与病原微生物检测	52.78%	49.38%	52.10%
新生儿基因身份证明	40.74%	35.80%	39.75%
重点疾病精准诊治与用药指导	82.41%	72.84%	80.49%

注：所列结果按所占项目百分比显示。

表 3-2　精准医疗联合体重点示范技术

调查项目	三级医院	二级医院	总计
基因检测技术	89.81%	95.06%	90.86%
质谱技术	56.17%	39.51%	52.84%
基因编辑技术	65.74%	66.67%	65.93%
生物治疗技术	78.09%	80.25%	78.52%

注：所列结果按所占项目百分比显示。

3.4　精准医疗联合体构建过程和策略

3.4.1　构建过程

精准医疗联合体的构建要经历多个阶段，每个阶段也包括多个决策过程。其构建过程主要包括以下五个阶段[2,11]，如图 3-3 所示。

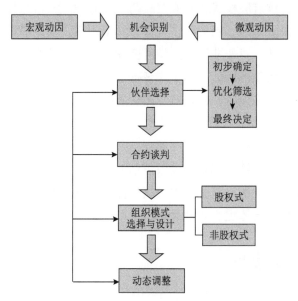

图 3-3　精准医疗联合体的构建过程

（1）机会识别
我国精准医疗的发展仍处于起步阶段，环境的变化、患者的需求、社会各界的关注都为我国精准医疗的发展提供了契机。医疗机构、医药企业等需要在对机遇识别和评价的基础上，根据自身制定的发展战略和经营战略，对是否要选择精准医疗联合体做出决策。另外，由于我国的医疗机构大多为公立性质，政府可以对大型公立医院进行决策干预，以此对市场起到导向作用，为精准医疗联合体的建立创造良好的开端。

（2）伙伴选择

根据精准医疗联合体所要实现的目标，即开展精准医疗服务，发起者对潜在合作伙伴的专科优势、地域优势、技术优势等进行综合评估，并确定分级标准，以实施国、省、市、县分级遴选，初步确定成员单位的选择范围；然后，结合定量分析模型，对选择范围内的成员单位进一步筛选和优化，确定最终的成员单位。

（3）合约谈判

联合体成立后，合作过程中可能出现的机会主义行为以及由于利益分享带来的矛盾便会凸显，从而使联盟的不稳定性表现出来，影响精准医疗联合体的长远发展，所以合约谈判主要是针对利益分配、数据资源的共享、生物样本的共享等问题进行讨论和确定，以形成获得广泛认可的制度原则。

（4）组织模式选择与设计

精准医疗联合体有股权式和非股权式两种类型。对于股权式精准医疗联合体，通常各方的共同投入形成了新的经济实体，其组织模式与一般企业或者医疗机构的组织模式基本一致。对于非股权式精准医疗联合体，需要对其组织结构进行设计，明确不同层级医院的职能，将工作任务分解，按照纵向的层级系统或者横向专科联合组建内部工作团队，并在核心团队的基础上建立管理、协调机制。

（5）动态调整

精准医疗联合体初步成立后，要建立绩效评估机制。由于医疗本身具有公益性的特征，不能仅以经济指标作为绩效评估的依据，还应考虑其社会效益、群众利益等其他方面，建立统一量化的评价指标体系，进而不断进行修正，通过动态调整使得精准医疗联合体更有效地运作。

3.4.2 构建策略

（1）建立合理的利益协调机制

精准医疗联合体的本质是跨机构合作组织，是参与主体之间的合作行为。根根 "囚徒困境" 模型可知，联合体成员对自身最大利益的追逐将会阻碍联合体实现最大利益[12]。建立合理的利益协调机制是精准医疗联合体运行的关键。精准医疗联合体中三级医院占据核心位置，一方面，为了避免使联合体成为核心医院扩张占据市场的渠道，要完善相关法律法规，建立监督机制；另一方面，由于三级医院是资源的主要投入方，应建立利益激励机制，加大财政扶持力度。从长期来看，开展精准医疗服务不仅能为医院带来一般性盈利，也将产生海量的数据资源，数据资源的共享中涉及知识产权的利益协调机制，应根据可能存在的知识产权问题制定相应的政策、协议和规范性文件。

（2）建立有效的安全保障机制

精准医疗联合体合作的关键在于数据资源的共享，保证数据管理的安全是精准医疗服务顺利开展的基础。精准医疗涉及健康数据、基因组学数据、临床数据等多模态数据，还需多种系统和平台的支撑，在数据的采集和传输过程中确保网络安全，对平台所有软硬件设施进行整体安全防护，建立数据管理的各项制度、政策和标准，都是保障数据管理安全的必要措施。另外，精准医疗对基因组学数据的需求，使得患者隐私安全成为安全保障的重点，具体可对数据保护划分等级，将患者的基因和遗传数据列入重要和敏感性信息，采取重点保护和加密措施，严格限制使用权限，使患者隐私得到保障。

（3）建立长期的持续运营机制

在联合体建设的初始阶段，政府作为主要的参与者和推动者，需要积极开展政策、技术、标准的研究制定工作，对网络、设备等的建设和升级改造也需要政府的财政投入。但是从长远来看，精准医疗服务的发展不能仅依靠政府的财政支出，联合体进入稳定运营阶段后，三级医院将发挥核心作用，为联合体建立长期的持续运营机制。在这个阶段，控制和信任将成为影响联合体绩效的关键因素。三级医院占据控制的主导地位，应通过行为控制、过程控制、结果控制对联合体的运营产生正向影响；三级医院与基层医院之间可能存在信任差异，而信任差异将提高精准医疗联合体的风险，应通过远程教育、人才流通等方式为医疗机构之间的知识转移提供通道，提高三级医院对基层医院的信任。

3.5　精准医疗联合体实施路径

3.5.1　加快信息化建设，实现信息资源共享一体化

信息建设为精准医疗提供坚实基础，应以居民健康档案、电子病历和人口健

康数据库为枢纽，整合联通各个医疗服务系统，建立医疗行业信息数据库，打破各个医疗机构间原本的"信息孤岛"状态，充分发挥医疗联合体信息系统的作用和功能，实现医疗服务资源的最优化整合和最大协同效应。推进精准医疗服务信息体系的建设，加快实现医疗联合体内成员单位在远程会诊、心电图诊断、医学影像诊断等方面建立区域资源共享模式，推动大医院与基层医疗卫生机构之间的居民健康信息数据整合，便捷开展预约诊疗、双向转诊、健康管理互联互通、信息共享、专家社区坐诊等优质的诊疗服务[13]。

3.5.2　加强基层医疗服务能力提升，建设基层全科医生队伍

自新医改以来，基层医疗机构的基础硬件设施已经得到了很大提升，医疗联合体内部的转诊渠道更加方便。但是，基层医疗机构服务能力相对薄弱、患者对基层机构信任不足，仍是实施分级诊疗制度的最大障碍。当下应着眼于基层医疗机构服务能力的提升，加大对基层机构的财政支持，加快建立一支全科医生队伍，通过提高基层医生福利待遇等措施留住人才。加强基层全科医生的培养，可以提高基层医疗机构的服务水平，发挥基层机构的健康管理和医疗保健作用，增加群众对基层机构的信任度，真正做到基层首诊、双向转诊、急慢分治、上下联动。

3.5.3　完善医疗保险的配套政策

利用医疗联合体资源整合的信息，挖掘医疗保险（简称医保）市场的已有需求和潜在需求，强化落实现有政策措施，完善医保补偿机制，不断提高基本医保政策的统筹层级，使医保统筹层级和医疗联合体建立层级相统一；加强医保部门与卫生部门的协调沟通，明确医保政策中受保人的转诊条件、转诊流程和报销比例等信息，实行医保分级支付，提升基层医疗机构的服务能力，形成分级诊疗格局。利用医保及价格杠杆，引导患者优先选择社区医院就诊，有效缓解诊疗压力[14]。通过医保制度的完善，真正解决居民防病治病问题。

3.5.4　创新管理体制，提高医疗联合体的运作效率

提高医疗联合体的运作效率，离不开对现有体制的改革。要明确医疗联合体

机构的管理性质，获得更多的经营自主权，在医疗联合体各个层面建立法人治理机构，做到政事分开、管办分开。在医疗联合体内部实行标准统一的人才管理政策，解决医疗联合体内部的人才合理流动问题。建立有效的医疗联合体内部激励监管机制，实施高效可持续的分配激励措施，完善绩效考核制度。

3.5.5　建立收益分享、风险分担机制

精准医疗联合体中各个医院机构既是利益共同体，也是责任共同体，既存在竞争关系，又有合作关系。如何平衡竞争与合作的关系，在各主体之间实现利益协调，是医疗联合体资源整合能否持续进行的关键。不同等级的医疗机构服务水平参差不齐，利益需求和风险承担能力也有差距，因此在构建远程医疗联合体时，必须明确联合体内各个医疗机构之间的利益分配和责任承担原则。

3.5.6　加强精准医疗联合体内部文化整合

医院是有独立的管理思想与管理方式的组织机构，医院文化更是在凝聚向心力方面有独特的作用。因此，要使重组的医院盈利能力增强、创造更多价值，不仅需要对其资产进行重组，还要实现医院文化的整合。首先，要充分重视员工需求，征求大家意见，以人为本，充分发挥员工的主观能动性，形成广泛认可的价值观、工作理念等组织文化。其次，按照医疗联合体整体的发展计划、工作思路、行为导向，对内部各个成员机构的现有文化进行提炼重塑，增强医院文化的生命力、凝聚力和向心力。

随着基因测序、生物医学和大数据分析等技术的出现，精准医疗已经成为医学发展的方向。虽然我国目前只有少数机构能够开展基因测序，大数据和云计算也尚未普及，数据及生物样本的共享也仍未进入实践阶段，但从战略发展的高度来看，着手构建精准医疗联合体有利于为数据、生物样本信息的共享打通渠道，有利于形成标准化、规范化的精准医疗产业结构，有利于改变我国目前的医疗卫生困境。本章的研究内容为后续研究精准医疗模式下医疗机构间的跨机构合作提供了理论基础。

参 考 文 献

[1] 杨咪, 杨小丽, 封欣蔚, 等. 论我国精准医学发展中的困境与出路[J]. 中国卫生事业管理, 2017, 34 (4)：249-251.

[2] 蔡继荣. 战略联盟的动态稳定性与协同机制研究[M]. 成都: 西南财经大学出版社, 2016: 42-43.

[3] 陈耀, 连远强. 战略联盟研究的理论回顾与展望[J]. 南京社会科学, 2014, (11): 24-31.

[4] 李国武, 李玲玲. 产业技术创新战略联盟研究综述[J]. 科技进步与对策, 2012, 29(22): 156-160.

[5] 付向梅, 曹霞. 产学研联盟社会资本的形成机理及仿真分析——基于最优投资视角[J]. 科学学与科学技术管理, 2015, 36(1): 99-107.

[6] 赵乃瑄, 李杉杉. 国内外图书馆联盟研究态势的可视化分析与对比研究[J]. 图书情报工作, 2017, 61(7): 12-20.

[7] 任文杰. 我国医疗联合体文化整合存在的问题及对策探讨[J]. 医学与社会, 2014, 27(2): 31-34.

[8] 郑大喜, 梁允萍, 冯欣, 等. 医疗联合体内涵与外延的界定[J]. 中国医院管理, 2018, 38(8): 1-3.

[9] 詹启敏, 张华, 陈柯羽, 等. 精准医学总论[M]. 上海: 上海交通大学出版社, 2017: 3-4.

[10] 詹启敏. 精准医学的发展需求和战略思路[J]. 中华医学信息导报, 2015, (15): 10.

[11] 陶金元, 陶秋燕. 战略联盟动因、治理及绩效: 一个整合理论框架[J]. 当代经济管理, 2017, 39(6): 1-6.

[12] 司莉, 李璐. 我国高校科研数据共享中的知识产权与利益协调机制[J]. 图书馆, 2018, (7): 18-23.

[13] 邓冬英, 陈菊新, 欧阳瑛. 三明医改模式下的医联体实施现状及对策分析[J]. 现代医药卫生, 2018, 35(3): 470-471, 480.

[14] 黄庆辉, 胡敏. 医联体建设的模式分析和国际经验借鉴[J]. 中国医院, 2014, 19(10): 56-59.

4

精准医疗服务成本
与价格分析

精准医疗服务是传统医疗服务的升级版，其充分考虑了环境和基因等因素对预防医学和临床医学的影响。作为医疗服务，势必要考虑服务的成本和价格。2016年，国家发展改革委会同国家卫生计生委等四部门发布《关于印发推进医疗服务价格改革意见的通知》，其中指出要降低大型医用设备检查治疗和检验价格，提高诊疗、手术、康复、护理、中医等体现医务人员技术劳务价值的医疗服务价格。同样，要明确精准医疗服务的成本，从而更好地制定合适的医疗服务价格，以提升精准医疗服务人员的技术劳务价值和控制医疗费用的不合理增长。

4.1　精准医疗服务成本分析

4.1.1　医疗服务成本

在经济活动中，成本（cost）是商品经济的价值范畴，人们在进行生产经营和管理活动或为达到某一目的所从事的活动，势必要耗费生产资料或劳动力等资源，其所耗费资源的货币表现及其对象化则称为成本。换言之，成本是企业为了提供物品、服务等商品而在物质和人工上的消耗以及其他有关的货币支出，并应从其营业收入中得到补偿的价值。成本是为实现某一特定目标而做出的牺牲或付出的代价（包括可能付出的代价），这种牺牲或代价是可以通过消耗的资源来计量的。

成本是商品/产品价值的重要组成部分。产品价值的货币表现形式为产品价格。产品价值通常用公式表示为 $W=C+V+M$，其中，W 为产品价值，C 为生产过程中消耗的生产资料的转移价值，V 为以工资及其附加费用等分配给劳动者个人的部分，M 为以税金和利润的形式上缴或企业留利部分，$C+V$ 为产品成本部分。一般将成本划分为固定成本（fixed cost）和变动成本（variable cost）。其中，固定成本又称固定费用，即成本总额不随产量的变动而变动，在短期内相对稳定的成本，但在单位成本中是随产量的增加而减少的。相反，变动成本是指成本总额在相关范围内随着业务量的变动而呈线性变动的成本，比如直接的人工、材料等成本。

此外，根据不同的目的，成本有不同的划分形式。在制造业中，按经济用途分类，可分为制造成本（生产成本）和非制造成本（期间成本或期间费用），前者包括直接材料、直接人工和制造费用（间接材料、间接人工、其他制造费用）；后者包括销售费用和管理费用，如研发费、折旧费、水电费、保险费、财产税、广告费等。在商业活动中，有采购与运输成本等制造成本，也有工资、折旧费、水电费、保险费、财产税、广告费等期间费用；而在服务业中，仅有期间费用。

医疗服务成本是指医疗卫生服务机构在提供医疗服务过程中所消耗的物质材料价值和必要的人力劳动价值的货币表现，即由 $C+V$ 构成。标准医疗服务成本是指社会平均劳动生产率和生产规模基础上确定的医疗服务成本。按照成本的特性，可将医疗服务成本划分为固定成本、变动成本和混合成本（mixed cost）。其中，医疗固定成本指医疗服务中，某些成本在一定时期内、一定服务量范围内，不受服务量变化的影响而保持固定不变的成本。医疗变动成本指在医疗服务中，某些成本随着服务量的变化而变化的成本。医疗混合成本是指在医疗服务中，某些成本属于部分固定、部分变动的成本，这种固定和变动成本兼有的成本，称为混合成本。

在医疗服务价格改革过程中，很多学者从不同角度提出了相应的成本测算方法，以期更好地反映医疗服务过程中的真实成本。比如，当量法、直接标化法、作业成本法、时间驱动作业成本法等。在医改大背景下，比较流行探索公立医院医疗服务项目成本和病种成本测算。以医疗服务项目成本测算为例，一些地方给出了相应的新增（修订）医疗服务价格项目成本构成测算表，比如湖北省（表4-1）和上海市（表4-2），表格内容虽然有一定的表述上的差别，但是总体上包括了医用耗材、劳务费用、仪器设备使用维修折旧费用、煤油水电气消耗和其他消耗。

表 4-1　湖北省新增（修订）医疗服务价格项目成本构成测算表

	卫生材料费（含试剂）	型号	产地	计价单位	单价	每人次用量	每人次摊销金额
一	栏次	（1）	（2）	（3）	（4）	（5）	（6）＝（4）×（5）
	小计						
	低值易耗品（非一次性用品）	型号	产地	单位	单价	使用寿命（次）| 每人次用量	每人次摊销金额
二	栏次	（1）	（2）	（3）	（4）	（5）	（6）	（7）＝（4）÷（5）×（6）
	小计							
	水电气消耗			单位	单价	每人次用量	每人次摊销金额
	电						
三	水						
	气						
	小计						
	劳务费用			操作小时	每小时工资	操作人数	每人次摊销金额
	栏次	（1）	（2）	（3）	（4）	（5）	（6）	（7）＝（4）×（5）×（6）
四	副高级以上							
	中级以下（含中级）							
	小计							
	设备折旧费	型号	产地	单位	单价	使用寿命（小时）| 人均占用时间	每人次摊销金额
五	栏次	（1）	（2）	（3）	（4）	（5）	（6）	（7）＝（4）÷（5）×（6）
	小计							
六	设备维修费							
七	间接费用							
八	财政补助	核减财政补助中对项目及医务人员费用的补助						
九	成本合计	第一项至第七项费用之和						
	外省市价格					建议价格		

资料来源：关于印发《湖北省新增和修订医疗服务价格项目管理办法》的通知（鄂价农医〔2018〕73 号）。

注：应附设备、贵重卫生材料、试剂进货单据及使用说明书复印件。

表 4-2　上海市新增（修订）医疗服务价格项目成本构成测算表

申请单位名称（加盖公章）：				填报日期：　　年　月　日			计价单位：　　元	
医疗机构负责人：				财务主管：　　　物价员：			经办人：	

项目名称：					操作人数			
项目内涵：					平均操作时间			

成本测算

一、业务费						二、劳务费			
名称	单位	数量	单价	金额	每次应摊费用	名称	单价（每天每人）	金额	每次应摊费用
1. 医卫材料消耗（按零售价计）						1.基本工资			
						2.补助工资、职工福利费等			
						小计			
						三、医疗仪器等使用费			
						1.折旧仪器名称、型号、产地	原值	提取比例	每次应摊费用
2. 煤、水、电、油消耗						2.仪器大修理		2%	
3. 医疗杂支						3.房屋折旧		3.3%	
						4.房屋大修理		2%	
						5.家具折旧		7%	
4. 其他						小计			
						四、间接费用			
						间接费（按一至三项总金额的 10%～15%计算）			
						成本合计（一至四项费用相加）			
小计						不含工资成本合计（成本合计减去劳务费中的基本工资）			

备注：1. 基本工资每次应摊费用=月平均基本工资/（22 天×6 小时）×平均操作时间（小时）×操作人数。补助工资、职工福利费等暂按每人每小时 2 元计算。

2. 医疗仪器等使用费每次应摊费用的计算举例：仪器折旧每次应摊费用=仪器原值×应提取比例/（264 天×6 小时）×平均操作时间（小时）。

3. 医疗仪器等折旧提取比例：房屋按年折旧 3.3%提取，一般仪器按 10%提取，电子仪器按 20%提取，家具按 7%提取，被衣服类按 50%提取，床垫、毯子按 12%提取。

4. 房屋、仪器大修理等均按每年 2%提取。

5. 业务费可按实际消耗分摊，也可按下式计算：每次应摊费用=消耗数量×平均单价/使用次数。

6. 间接费用指行政、后勤部门的公务、业务及固定资产维修应摊入的费用。成本一至三项总额在 50 元（含）以下的加 15%间接费；在 50 元以上的加 10%间接费。

7. 表中内容如填写不下可另附页。

事实上，在医疗服务经营活动中，我们通常会将成本划分为直接成本（direct cost）和间接成本（indirect cost）。前者是指在医疗机构成本核算过程中，可以直接计入某一成本核算单位的费用；后者指在医疗机构成本核算过程中，不可以直接计入，而需要按照一定的标准分配计入各个成本核算单位的成本。根据 2011 年财政部、卫生部新修订的《医院会计制度》《医院财务制度》等文件，医院的医疗业务成本是指医院开展医疗服务及其辅助活动发生的各项费用，包括人员经费、耗用的药品及卫生材料费、固定资产折旧费、无形资产摊销费、提取医疗风险基金和其他费用，不包括财政补助收入和科教项目收入形成的固定资产折旧和无形资产摊销。可以看出，医院的医疗服务成本构成比较复杂（图 4-1），明确医院的医疗成本是为了更好地进行精准医疗服务成本测算。

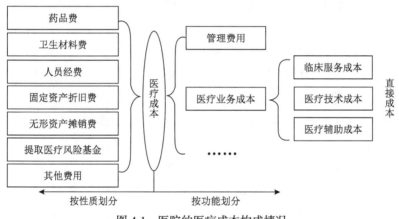

图 4-1　医院的医疗成本构成情况

4.1.2　精准医疗服务成本

精准医疗是在传统医疗对某些疾病用药或者治疗效果不显著的情况下，考虑通过遗传和生活环境信息进行干预治疗，提出个性化的预防和治疗方案。根据分子检测→精准诊断→精准治疗等过程，实现个体化医疗，其广义内涵非常丰富，靶向治疗、3D 打印技术等都属精准医疗范畴。以基因检测技术为基础的精准医疗，为我们提供了战胜疾病的三大利器：“敏锐的双眼”，即快速准确的精准检测；“聪慧的大脑”，即基于生物大数据整合的精确诊断；“灵巧的双手”，即基于靶向治疗的精确治疗。精准医疗正在全球范围内吸引大量的资本和科研力量进入，肿瘤诊断和个体化治疗是我国精准医疗产业最大的市场部分。基因检测正成为精准医疗的核心内容，但高昂的费用让很多人望而却步，检测手段亟待升级是主要原因。国内开展基因检测的医院主要集中在三甲医院，检测项目也不多。精准医疗服务的初衷是提高诊疗效率和质量，降低医疗服务的不合理费用支出。

本书认为精准医疗的核心是精准诊断，即与传统医疗成本相比，更关注的是精准诊断成本。

（1）精准诊断

人类基因组计划（human genome project，HGP）是一项跨国界、跨学科的人类科学研究工程。它由美国科学家于 1985 年首次提出。1990 年 10 月，美国国会正式批准了这一计划， 2000 年 6 月科学家绘制出了人类基因组"工作框架图"；2003 年 4 月 15 日，国际人类基因组组织正式宣布该计划全部完成[①]。高通量测序技术的出现，将传统医学研究推向个性化的基因组学研究，基因测序技术是实现精准诊断的关键，其能够准确地定位病变基因的位点，选择最合适的治疗方案。

精准医疗的首选目标是癌症，在精准癌症医学模式中，癌症的精准诊断是精准治疗的重要保证。以肿瘤为例，如头颈部肿瘤、腹部肿瘤、皮肤肿瘤等，每种肿瘤都有自己的基因图谱。肿瘤领域的基因测序是精准医疗最重要的组成部分，其应用将覆盖肿瘤的易感基因检测、早期筛查、疾病确诊、个性化用药指导、随访与疗效评价等众多治疗环节。精准医疗就是要借助基因测序技术，准确找到每一位肿瘤患者的基因变异信息，从而选择精准的治疗方式。肿瘤的精准检测和诊断是肿瘤治疗的基础，新的检测技术并不是取代传统的病理诊断技术，而是丰富了癌症诊断手段。在精准诊断中，病理医师起着不可替代的关键作用。以往，病理医师通过光学显微镜、电子显微镜、特殊染色和免疫组织化学等方法对肿瘤进行分类和分型。这种基于组织起源的传统分类没有考虑各种类型肿瘤所涉及的基因改变。在精准医疗时代，病理医师需要依据多种基因检测方法，包括荧光原位杂交（FISH）、比较基因组杂交（CGH）、聚合酶链反应（PCR）和实时定量 PCR（qRT-PCR）、Sanger 测序及一些高通量分子检测技术[1]。因此，在精准医疗服务成本测算中，精准诊断是关键，明确为实现精准诊断所消耗的资源或代价。

（2）精准治疗

作为一种精准治疗方式，靶向药物疗法能够将药物精准送到病灶处，避免对正常机体的不必要损伤，同时实现个体化治疗。以肿瘤为例，一般传统治疗方式有手术切除法、放疗和化疗等方式，治疗过程对患者的身体和精神都有损害。然

---

① The Human Genome Project, https://www.genome.gov/human-genome-project.

而，精准治疗能够通过基因测序等技术，有效识别肿瘤细胞；在靶向用药时，针对性地杀死病变的肿瘤细胞及驱动其生长的细胞因子等，同时较少地损害正常细胞，提高药物安全性和效率。通过大数据及基因组学分析，找出不同患者对同种药物在治疗上的个体差异部分，以期通过差异化用药，实现个体化治疗。

2016 年 Vinay Prasad 在 *Nature* 杂志上发表文章《精准：肿瘤错觉》（*The precision-oncology illusion*）[2]，指出精准医疗并不能给广大肿瘤患者带来福音，肿瘤的精准治疗仅仅是一个待证明的假说。一些肿瘤个体化治疗的临床结果仅反映在短暂的病情缓解，但其会导致副作用和昂贵的治疗费用。从目前的临床研究看，肿瘤的个体化治疗还没有显示出实质性的疗效，还处于临床验证阶段。主要考虑到现有靶向治疗药物多半只能部分阻断细胞增生，完全阻断恶性增生需要合并用药或者加大剂量，但这会增加副作用；还有一些肿瘤有多个突变株、肿瘤耐药性等肿瘤异质性，较难实现精准治疗。

（3）精准预防

在信息化高速发展的今天，大数据已经应用到生活的方方面面，尤其在医疗卫生领域，将大数据应用于医疗保健和疾病预防服务，能够最大限度地开展模型预测和提供决策依据，实现个性化和精准化的预防方案。同时，通过基因组学研究，能有效识别可能存在的病灶，有效预测健康风险和预防重大疾病。

综上所述，相比传统医疗，精准医疗在某种程度上能够个性化地进行精准诊断、精准治疗和精准预防，降低传统治疗的误诊率和减少传统治疗效果不佳的情况发生。从患者健康及生命质量角度来看，随着精准医疗技术的发展，其在节约患者的医疗成本、降低医疗支出、减轻病患痛苦上具有一定的优势。本书认为精准医疗服务主要体现在精准诊断（主要是检测与分析）和精准治疗（主要是药物使用）上，且精准诊断是基础。

当前，精准医疗服务成本主要体现在对疾病精准的识别上，包括专业的检测与分析技术人员和设备等成本。从人力成本看，医疗服务人员在相应的专业技术工作岗位上，进行精准的预防和识别需要具备相应的知识技能，其精准服务价值应为成本的一部分。众所周知，劳动力是经济活动中最重要的生产要素，精准医疗服务人员的劳动力是指在生产过程中体力和智力的总和。从物力方面看，为了实现精准诊断，精准医疗服务需要不同于传统医疗服务的技术人员和先进的设备器材及其附属的试验耗材等，是一种不同于传统医疗服务的物力成本。精准医疗服务成本构成如图 4-2 所示。

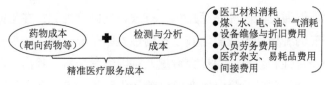

图 4-2　精准医疗服务成本构成

4.2　精准医疗服务定价策略分析

4.2.1　影响定价的主要因素分析

医疗服务价格形成受到多种因素影响,从产品或服务定价的主要影响因素看,有定价目标、成本因素、市场需求因素、竞争因素和政策因素等。一般商品的定价包括内部因素和外部因素,前者主要指市场营销目标或者定价目标、市场营销组合战略和成本,后者主要指市场需求、法律法规或政策要求和竞争。

（1）定价目标

比如,精准医疗服务定位于高端医疗消费,就可以提高医疗服务收费;反之,可以降低医疗服务收费。

（2）成本因素

成本是医疗服务定价策略中最重要的因素,是医疗产品或服务的价格底线。精准医疗服务成本是影响其价格的最直接影响因素,因此明确精准医疗服务的总成本是定价的关键。

（3）市场需求因素

精准医疗服务的市场需求决定了价格的上限;不同的产品具有不同需求弹性。在需求弹性这一块,影响产品或服务的敏感性的因素有替代品效应、产品或服务的独特价值等。

（4）竞争因素

考虑到市场竞争情况,在进行产品或服务定价时,可以在最高价和最低价之间进行选择性定价。在精准医疗服务领域,该因素是值得考虑的关键要素。比如,在基因检测方面,市场上有很多基因检测与分析公司,而且不同的公司收费不一样,服务内容也有差异;同一疾病在不同公司,收费千差万别。一些基因检测公司往往可以通过低价策略创造绝对的成本优势,等等。

（5）政策因素

目前我国对医疗服务市场的管控依旧比较严格，政府在开放精准医疗服务市场时，已经提出了严格的政策约束条件，毕竟医疗服务的最大特征是社会福利与公益性和适度利润性。可以看出，政策是精准医疗服务定价比较大的、不可忽视的影响因素。

综上所述，在精准医疗服务定价方面，要更多关注政策因素、医疗服务成本因素、市场需求情况和竞争环境因素等。

4.2.2 传统医疗服务定价方式

（1）基本定价方法概述

在市场活动过程中，商品或服务的常用定价方法包括成本导向定价法、需求导向定价法和竞争导向定价法等（图4-3）。

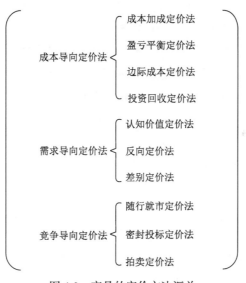

图4-3 产品的定价方法汇总

1）成本导向定价法（cost-based pricing）：是以产品成本作为制定价格的基本依据，一些着重考虑成本因素的企业倾向于采用该方法。其基本特点是充分考虑成本的补偿和盈利的可能性，以成本作为定价底线，把价格的变动通过成本类型和盈利率反映出来。具体分析如下：

A. 成本加成定价法（cost-plus pricing），不仅谋求补偿成本，还要获得一定利润。企业通常以边际成本等于边际收益（MC=MR）来确定产量和价格，以实现利润最大化。但实际上多数企业并不了解其边际收益和边际成本函数，故一般采取成本加成定价，通常可以表述为价格=单位成本×（1+加成率）。加成率为目标利润率或目标投资收益率。

B. 盈亏平衡定价法（breakeven pricing），也称保本定价法，是假定企业生产的产品全部可销售的条件下，保证企业既不亏损也不盈利（收支相抵）的产品最低价格。当然，科学地预测销量和已知固定成本、变动成本是盈亏平衡定价的前提。

C. 边际成本定价法（marginal cost pricing），是指企业以单位产品的边际成本为基础的定价方法。在完全竞争市场中，边际成本定价法是达到市场均衡的定价方法，即边际收益等于边际成本，短期利润为零，价格等于边际成本。

D. 投资回收定价法（investment return pricing），是根据企业的总成本和预计的总销售量，加上按投资收益率制定的目标利润额作为定价基础的方法。价格=（总成本+投资总额×投资收益率）/销售量。企业在开发产品和增加服务项目方面要投入大笔资金，且在投资决策时总有一个预期的投资回收期，为确保投资按期收回并赚取一定的利润，企业要根据产品成本和预期产品数量确定一个能实现市场营销目标的价格，这个价格不仅包括在投资回收期内单位产品应摊销的投资额，也包括单位产品的成本费用。

2）需求导向定价法（demand orientation pricing）：是以消费者对产品或服务价值的认知和需求强度为基础进行定价的一种方法。需求导向定价法主要包括认知价值定价法、需求差异定价法和逆向定价法。具体分析如下：

A. 认知价值定价法（perceived-value pricing），即根据消费者对产品或服务的认知价值，以及对该产品或服务价值肯定程度的高低进行定价，是一种主观评判。可以看出，了解需求者或者消费者的价值观念是定价的关键，定价的基础并不是产品或服务的实际成本。通过运用各种营销策略和手段，影响消费者对产品或服务价值的认知，形成对企业有利的价值观念，再根据商品在消费者心目中的价值来制定价格。在精准医疗服务中，部分服务产品可以采用认知价值定价法，以确定服务价格，比如基因检测对疾病的预测和预防等。

B. 需求差异定价法或差别定价法（demand differential pricing），是考虑不同需求程度和消费能力、不同购买力、不同购买时间和地点等因素（如以顾客为基础的差别定价、以时间为基础的差别定价、以地点为基础的差别定价、以交易条件为基础的差别定价、以产品为基础的差别定价等），对应消费者的需求强度和消费能力的不同，对同一产品制定出不同的价格。

C. 逆向定价法或反向定价法（reversely pricing），主要不是考虑产品成本，而是重点考虑需求状况。依据消费者能够接受的最终销售价格，逆向推算出中间商的批发价和生产企业的出厂价格。可根据市场供求情况及时调整，定价比较灵活。

3）竞争导向定价法（competition-based pricing）：是指以市场上相互竞争的同类产品价格水平为依据，根据不同的竞争环境制定不同价格的方法。在竞争激烈的市场中，企业通过研究竞争对手的生产条件、服务状况、价格水平等因素，依据自身的竞争实力，参考成本和供求状况来确定商品价格。主要包括随行就市定价法、密封投标定价法、拍卖定价法等。具体分析如下：

A. 随行就市定价法（going-rate pricing），是指企业按照行业的平均价格水平进行定价，该法是同质产品或服务市场的惯用定价方法。在垄断竞争和完全竞争的市场结构条件下，为了避免价格竞争带来的损失，大多数企业都采用随行就市定价法，即将本企业某产品价格保持在市场平均价格水平上，利用这样的价格来获得平均报酬。

B. 密封投标定价法（sealed-bid pricing），是指根据投标竞争的方式来确定产品价格，通常需求方在所有提供方中按物美价廉的原则择优成交，从而通过招标引导提供方通过竞争达成交易。

C. 拍卖定价法（auction-type pricing），是一种以公开竞争出价而定价的方法，即商品所有者或其代理人事先不对商品规定价格，而通过对商品特点的大肆宣传，采取拍卖的方式，顾客出价竞购，最终以最有利的价格拍板成交。

（2）新产品的定价方法概述

在产品和服务的变化过程中，新产品的定价是企业价格策略中最重要的环节，新产品或服务价格的高低，关系到新产品或服务能否占领市场并获得满意利润。一般地，新产品或服务定价策略有撇脂定价法、渗透定价法等。

1）撇脂定价法（market-skimming pricing）：又称高价法，是指在产品生命周期的最初阶段把产品价格定得很高，以求最大利润，尽快收回投资。随着时间的推移，再逐步降低价格使新产品进入弹性大的市场。一般而言，对于全新产品、受专利保护的产品、需求的价格弹性小的产品、流行产品、未来市场形势难以测定的产品等，可以采用撇脂定价策略。这种定价方式需要市场存在购买力强、对价格不敏感的消费者，且数量较多，企业能够获得较高利润，并且市场上暂时没有竞争对手出现，产品具有明显的差别优势，不会被轻易替代。

2）渗透定价法（penetration pricing）：是在产品进入市场初期时将其价格定在较低水平，尽可能吸引最多消费者的营销策略。它是以一个较低的产品价格打入市场，目的是在短期内加速市场成长，牺牲高毛利率以期获得较高的销售量及市场占有率，进而产生显著的成本经济效益，使成本和价格得以不断降低。渗透价格并不意味着绝对的便宜，而是相对于价值来讲比较低。需求者对价格极为敏感，低价可以刺激市场，不会引起实际或是潜在的过度竞争。新产品能迅速占领市场，并借助大批量销售来降低成本，获得长期稳定的市场地位。

综上所述，产品或服务采用什么样的定价策略，取决于产品或服务主体的定价目标以及相应的影响因素。在对精准医疗服务定价时，要基于精准医疗服务的定价目标，并充分考虑影响精准医疗服务的关键因素。

4.2.3 精准医疗服务定价方式

精准医疗服务定价的基本程序是根据精准医疗服务目标，确定相应的定价目标，结合医疗服务市场需求和关键因素（图 4-4）选择合适的定价策略。根据精准医疗服务的概念可以看出，精准医疗服务需制定个体化的疾病预防和诊疗方案，其涉及多个学科技术交叉融合，包括分子诊断、分子影像、分子病理等检测技术，基因组、转录组、蛋白质组、代谢组、免疫组等组学分析技术，靶向药物、免疫治疗、基因编辑、新型生物标志物（microRNA、甲基化修饰等）等生物医药技术，手术机器人、3D 打印、大数据分析工具、人工智能等现代装备和技术。

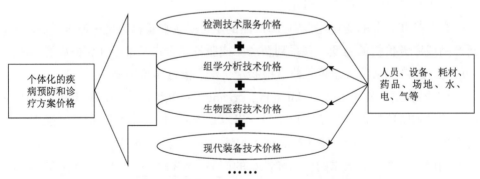

图 4-4　精准医疗服务定价因素示意图

这种个体化的疾病预防和诊疗方案应由多个医疗技术服务部分构成，其相应的服务价格包括检测技术服务价格、组学分析技术价格、生物医药技术价格、现代装备技术价格等。这些服务提供涉及多个医疗相关服务机构，如医疗机构、基因检测公司、药物生产企业等。定价要参考其相应的基础服务或生产成本，即人员、设备、耗材、药品、场地、水、电、气等，每一部分都有相应的成本和价格。

我国精准医疗行业正处于起步阶段，精准医疗服务仍处于尝试阶段，很难形成统一的定价标准。具体可从以下方面考虑：①从成本导向定价法看，精准医疗服务的核心成本是精准检测、精准诊断和精准治疗等成本。可以考虑投资回收定价法，根据前期投入的总成本、预期服务量和适度利润来测算该项精准医疗服务的检测和诊断价格。②从需求导向定价法看，通过营销宣传，提升患者对精准医疗服务的价值认知，依据医疗消费者对精准医疗产品或服务价值的认知和需求强度进行定价。③从撇脂定价法看，精准医疗服务为一种新的服务形式，鉴于精准检测设备的研发和推广成本，其前期投入较大，可以适当将价格定高，随着精准医疗服务市场逐步成熟，再逐步降低价格，以获取适度利润，促进精准医疗服务的发展。④从渗透定价法看，作为一个新兴的医疗服务市场，部分医疗服务可以低价进入，如基因检测服务，以保持精准医疗服务市场占有率，长期获取适度利润。总之，具体采取哪种策略进行精准医疗服务定价，可以根据定价目标，灵活应用不同的定价方式，以实现精准医疗服务的适度利润目标。

4.3　精准医疗服务临床检验检查项目价格形成机制

本节以精准诊断的检验检查项目为例，探讨精准医疗服务的价格机制。精准医疗服务离不开临床检验检查等辅助诊断服务及相应的专业医务人员。国家发展改革委等出台的《推进医疗服务价格改革的意见》中要求，积极推进医疗服务价格项目管理和定价方式改革。现行的医疗服务收费方式主要是按项目付费，如何更好地完善临床检验检查项目价格形成机制，以充分体现医疗服务人员的价值，成为医疗改革的重要组成部分。本节重点分析精准医疗服务下的临床检验检查项目价格形成机制，为推动精准医疗服务价格运行奠定基础。

4.3.1 精准医疗服务下的临床检验检查项目和价格运行情况

根据精准医疗服务打包定价策略，本节以"检测技术服务"的临床检验检查项目为例，探讨如何制定该部分的医疗服务价格。

（1）临床检验检查项目

医疗服务价格项目是医疗服务供方收取其所提供医疗服务费用的依据，也是医疗服务定价的基础。我国已陆续发布 3 个版本（2001 年、2007 年、2012 年）的《全国医疗服务价格项目规范》（以下简称《项目规范》）。事实上，除北京、天津等地区外，其他地区的医疗机构主要执行 2001 年版《项目规范》，其中医疗服务价格项目包括综合医疗服务类、医技诊疗类、临床诊疗类、中医及民族医诊疗类等，其检验和检查项目并未归整到某一类别中，而是分布在不同的类别中。然而，根据 2012 年版《项目规范》标准划分，检验和检查项目被纳入"诊断"类别中，包括病理学诊断（53 项）、实验室诊断（1104 项）、影像学诊断（575 项）和临床诊断（868 项）。

在临床检验项目方面，2013 年 8 月国家卫生计生委印发《医疗机构临床检验项目目录》（以下简称《项目目录》），检验项目主要包括：①临床体液、血液专业（360 项）；②临床化学检验专业（347 项）；③临床免疫、血清学专业（458 项）；④临床微生物学专业（152 项）；⑤临床分子生物学及细胞遗传学专业（145 项）。以⑤中的"疾病相关分子生物学及细胞遗传学检验"为例，2013 年版《项目目录》与 2012 年版《项目规范》中的检验项目不同（表 4-3）。

表 4-3　检验类别中"疾病相关分子生物学及细胞遗传学检验"项目比较情况

类别	2013 年版《项目目录》	2012 年版《项目规范》
相同项目数	18	
不同项目	21 三体和性染色体多倍体检测、α 地中海贫血基因突变检测、β 地中海贫血基因突变检测、苯丙酮尿症的基因突变检测、HLA 低分辨基因分型检测、HLA 中分辨基因分型检测、HLA 高分辨基因分型检测	白血病融合基因检测
合计项目数	25	19

注：HLA，人类白细胞抗原。

（2）临床检验检查项目价格运行情况

医院精准实验室的检验检查项目的费用与医疗价格有着密切的关系，为合理制定价格提供了参考依据。

考虑到精准医疗服务下的诊断项目应用情况，现对三级医院检查费用情况进行分析（资料来源于《中国卫生健康统计年鉴》历年数据）。2018年，门诊患者次均检查费用为61.5元，较2008年增长了90.4%，大于医药总费用增长率（71.4%）；住院患者人均检查费用为1254.9元，较2008年增长了104.0%，远大于医药总费用增长率（48.4%）。其中，门诊次均检查费用和住院人均检查费用分别占医疗总费用的比例持续增长（图4-5和图4-6）。这充分说明检查费用所占医疗总费用的比例增长较快，亟待调整检查项目价格，以控制医疗费用的不合理增长。

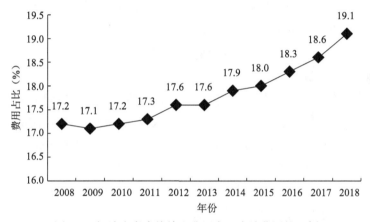

图4-5 门诊患者次均检查费用占医疗总费用的比例

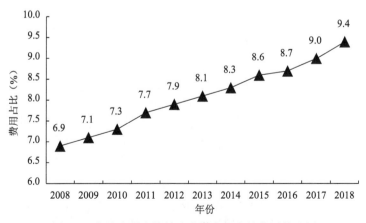

图4-6 住院患者人均检查费用占医疗总费用的比例

以实验室的精准基因检测项目为例，研究精准诊断价格问题。癌症或肿瘤的发生与遗传和环境（生活方式等）有关，并且癌症有潜伏期，该时期可能没有明显症状出现，传统检测方法通常只能有效识别中晚期癌症患者。加之遗传因素对临床用药的反应作用远大于环境因素，因此，人们往往通过分析遗传因素来实现早期筛查和精准治疗。一般地，70%以上的临床治疗方案依靠实验室检测服务。在精准医疗服务下，临床检验检查主要在实验室进行，通过实验室诊断研究遗传因素对癌症的预防和治疗。

基因甲基化检测已被广泛应用于精准医疗服务领域。《2018 年全球癌症统计数据》显示，结直肠癌发病率位居第三位（10.2%），死亡率位居第二位（9.2%）[3]。此处以结直肠癌为例，分析实验室诊断的"Septin9 DNA 甲基化检测"项目价格。该检测项目有助于早期癌症筛查、诊断和治疗，且已获得国家食品药品监督管理总局（CFDA）的批准（敏感度 74.8%，特异度 97.5%）[4]。目前，该检测项目具有重要的临床应用价值。

通过公开的省市新增项目价格文件、电话调查、实地调查等研究发现，各地区具备检测资质的医疗机构并不多，不同地区及同一地区不同医院的收费价格和标准也不相同（图 4-7）。定价方式主要按项或人次等进行自主定价、参考定价（挂靠某一项目或多个项目叠加价格）、按需定价（按基因位点数）和按测定方法定价等，并根据省物价标准或医院价格标准拟定收费项目编码。比如，安徽某医院主要通过参考相近的基因检测项目，如"化学药物用药指导的基因检测"并考虑检测基因位点数，确定"Septin9 DNA 甲基化检测"项目价格。

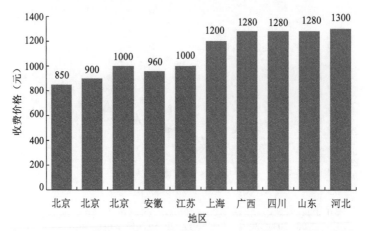

图 4-7　2019 年不同地区医疗机构的 Septin9 DNA 甲基化检测价格情况

注：图中显示了北京地区某 3 家医院的甲基化检测价格

4.3.2　精准医疗服务下的临床检验检查项目的定价机制探索

（1）精准诊断存在的关键问题

1）检验检查项目及编码设计不完善。现行的医疗服务价格管理体制是国家定政策，省市定项目价格，这会造成同一医疗服务项目在不同地方出现不同的编码，甚至项目内涵不一致，价格也不统一。在精准医学背景下，医疗机构往往仅仅因临床技术或诊疗需要而设立单一服务项目，甚至拆分与组合检验检查项目。同一检验检查的诊断服务项目编码并不统一，尤其是新增医疗服务项目。比如 Septin9 DNA 甲基化检测项目，北京、安徽、云南、广西等分别定为 "TCLDU801" "CLFE8000" "250700024" "270700014"。因此，国家层面要成立检验检查项目专家组，接受地方最先提出申请的新增医疗服务项目，并进行科学测算和专家论证，合理确定检验检查项目及编码，其他省份参照执行。同时，将《项目目录》和《项目规范》中的检验项目进行统一，进一步规范检验检查项目编码，出台相应的政策文件，确定统一项目内涵和编码。

2）难以形成统一规范的检验检查方法。规范的检验检查方法对于制定项目服务价格具有重要作用。医疗技术的除旧革新，新技术、新方法的出现，导致同一项目会有不同的检验检查方法。主要体现在：一是医疗机构缺少标准化检验检查步骤或流程，开展项目规模不一致，检验检查人员素质参差不齐等；二是生产厂家提供的检查仪器设备、试剂盒标准等不尽相同。从实际操作看，要充分考虑方法的临床价值和不可或缺性，确立统一的诊断项目主流方法，通过主流方法确定定价的标准参数[5, 6]，促使同一项目在同级别医疗机构中的检验方法相同。对同一项目，各地区可以采用不同的主流方法，进而确定不同的价格。

3）检验检查项目价格监管机制不完善。检验检查项目价格需要从制定价格到执行价格的合理规制，以保障价格的可持续运行。当前，开展检验检查项目的机构不仅仅是公立医疗机构，还包括私立机构（如医学检验中心、医学影像诊断中心、基因检测公司等），要保证医疗价格在合理区间运行，则需要进行价格监管。主要表现为：检验检查设备、试剂等在进价上是否存在虚高问题；检验检查机构是否不切实际地追求先进设备和技术；检验检查定价方法和测算依据是否符合实际需要和科学性原则；检验检查项目价格是否公开透明；等等。需要明确专门的监管主体，同时构建全民参与的社会监督机制，进一步完善法律法规和政策文件，避免借"精准医学"之名，非法违规开展检验检查项目。进行合理定价和有效监管，以保障检验检查市场平稳有序运行。

（2）精准医疗服务下临床检验检查项目的定价机制探索

价格制定的基本依据是成本，本书将成本划分为物质成本和人力成本。实际上，价格除了受成本影响之外，还受到其他因素的影响，如医保与个人支付能力、社会经济水平、相关机构或部门等。精准医疗服务下的检验检查项目定价要充分考虑物力成本（$C_物$）和人力成本（$C_人$），在此基础上拟制定检验检查项目价格 $P=C_人+C_物$。

物力成本主要是指提供实验室设备、耗材等厂家报价以及医疗机构消耗的水电气、场地等成本；检验检查项目要依靠临床专业技术人员，定价时要充分考虑专业技术人员的劳务价值。根据2012年版《项目规范》中的基本人力消耗及耗时、技术难度、风险程度、计价单位等主要构成要素，进行检验检查项目的人力成本测算。同时，参考其他地区项目价格，最终由医疗保障局核准价格。对进入医疗保险报销的检验检查项目，可以通过医疗机构和医疗保险机构谈判确定本地区项目价格。

事实上，物力成本可以通过实际情况进行折算（即每个项目的物耗成本），而检验检查项目人力成本的测算比较困难。主要思路是要体现技术人员的劳务价值，测算每一个项目消耗的人力成本：

1）参考本地区近3年社会在岗职工的年平均工资，并折算成每小时劳务成本，即 M=年平均工资 ÷（12个月×22天×8小时）；实际上，医疗服务人员的劳动成本是比较高的，定价时要充分体现医务人员的技术劳务价值。

2）按照2012年版《项目规范》及其工作手册列出的基本人力消耗（医技人数 N）及耗时（T）、部分项目的技术难度和风险程度（$K_难度$ 和 $K_风险$）等内容。

3）考虑医技人员的工作年限、技术职称等因素（调整系数），最终确定检验检查项目的人力成本。

参考学者研究的定价模型[7, 8]，当项目存在技术难度和风险程度时，则有

$$C_人=a×M×（K_难度/100）×（K_风险/100）×N×T$$

当项目不存在技术难度和风险程度时，则有

$$C_人=b×M×N×T$$

其中，a 和 b 为调整系数，可以在省市医疗保障局主导下，检验检查项目价格利

益相关方（卫生健康委、医疗保障局、医疗卫生机构、医务人员和患者等机构或个人）通过谈判来确定；$1 \leqslant K_{难度} \leqslant 100$，$1 \leqslant K_{风险} \leqslant 100$。

　　总之，在精准医疗服务中还涉及其他技术服务部分的价格制定，这里只介绍了检验检测部分的定价探索。精准医疗服务作为新兴的医疗服务模式，不仅局限于医疗机构临床上的预防和治疗，还会推动整个医疗服务市场相关产业的规模化发展。如何进行合理的精准医疗服务成本测定和价格制定，需要相应的政策指导和机制研究。

参 考 文 献

[1] 朱雄增. 精准医学时代下的精准诊断[J]. 中华病理学杂志, 2015, 44(7)：442-443.

[2] Prasad V. Perspective: The precision-oncology illusion [J]. Nature, 2016, 537(7619)：S63.

[3] Bray F, Ferlay J, Soerjomataram I, et al. Global cancer statistics 2018: GLOBOCAN estimates of incidence and mortality worldwide for 36 cancers in 185 countries [J]. CA: A Cancer Journal for Clinicians, 2018, 68: 394-424.

[4] 中华医学会消化内镜学分会, 中国抗癌协会肿瘤内镜学专业委员会. 中国早期结直肠癌筛查及内镜诊治指南(2014 年, 北京)[J]. 中华消化内镜杂志, 2015, 32(6)：341-360.

[5] 王海银, 潘伯申, 郭玮, 等. 实验室诊断项目价值测算方法学研究[J]. 中国卫生经济, 2018, 35(5)：43-45.

[6] 李欣, 于丽华, 张振忠. 我国医疗服务检验项目现状及定价政策[J]. 中国卫生经济, 2015, 32(7)：38-41.

[7] 蒋帅. 我国医疗服务价格形成机制及定价模型研究——基于激励规制理论的视角[D]. 武汉: 华中科技大学, 2018.

[8] 冯欣. 取消药品加成后的医疗服务项目定价模型实证研究[J]. 中国卫生经济, 2014, 31(3)：76-77.

5

精准医疗服务质量评价体系研究

医疗服务质量是一切诊疗活动的核心，精准医疗服务质量是精准医疗服务的核心。探索构建精准医疗服务质量评价体系是推进精准医疗发展的重要组成部分，主要包括精准医疗服务质量评价理论、精准医疗服务质量的影响因素及评价指标、精准医疗服务质量的评价模型、精准医疗服务质量评价实施流程等。

5.1 精准医疗服务质量评价理论

5.1.1 精准医疗服务质量

（1）基本概念

医疗服务是医疗活动的表现形式，包括疾病的预防、诊断、治疗、康复等技术活动过程，也包括满足患者心理等需要的活动过程；它是指医疗机构以特定人群为服务对象，通过医学、心理学、管理学等技术手段来解决服务对象健康需求的过程，涉及医疗服务项目和价格、医疗设备器械、医疗环境、医疗质量等内容。

服务质量是一个相对抽象的概念，无法用某一定量指标来评价，而且随着社会发展，其概念也在不断地明晰和完善。医疗服务质量通常指医疗机构诊疗效果的优劣，代表医疗机构的服务思想、技术水平和管理水平。1966 年，美国医疗质量管理之父多那比第安（Avedis Donabedian）[1]首次提出医疗质量的基本内涵：Structure（结构）、Process（过程）和 Outcome（结果）。1988 年，他将医疗质量界定为利用合理的方法实现期望目标的能力，即恢复身心健康和令人满意[2]。1988 年，美国技术评估局（Office of Technology Assessment）提出：医疗服务质量是指在现有条件下，利用医学知识和技术，增加患者医疗服务期望结果和减少非医疗期望结果的程度。

从概念看，医疗服务质量包括四个部分[3]：一是诊断是否正确、及时而全面，如入院与出院诊断符合率等；二是治疗是否有效、及时、彻底，如治愈率、好转率、病死率等；三是疗程的长短，如平均住院日等；四是因医疗不当给患者增加不必要的痛苦或损害，如医疗差错发生率、手术感染率等。其中，诊断是否正确和治疗是否有效正是精准医疗服务的目标，如何保证诊断和治疗的正确有效是关键。此外，医疗质量还包括满足患者其他方面需求的程度。可以看出，医疗质量既包含终末质量，又包含过程质量；既包含医疗工作质量，又包含医疗基础建设条件质量。

总之，医疗服务质量是指在有限的技术和资源条件下，医疗服务能够改善健康和满足患者的程度。本书认为，精准医疗服务质量可概括为在现有的医学技术水平条件下，运用科学合理的精准医疗服务方法或手段，尽可能地降低患者非医疗服务期望值和改善患者自身健康状态的程度。

（2）精准医疗服务质量的特征与分类

不同于非医产品或服务的质量特性，精准医疗服务质量具有医疗服务质量的特性，主要表现在：①主观性。精准医疗服务人员提供医疗服务往往根据患者描述和相关检查等综合诊断结果，整个诊疗过程需要医患双方参与，而最终由患者进行精准医疗服务质量评价，患者的主观期望和感受会受到多种因素的影响，因此服务质量具有较强的主观性。②过程性。精准医疗服务是一个诊疗活动过程。在这一过程中，需要医务人员与患者进行互动和沟通，以期改善患者健康状况。因此，精准医疗服务质量不仅需要关注诊疗的结果优劣，还要关注诊疗的过程是否合理、融洽。③异质性。精准医疗服务质量评价是不稳定的，不同的患者，或者同一患者不同时间、不同地点、不同疾病、不同严重程度等也会对服务质量的期望和实际感知不同，评价结果也会不同。

精准医疗服务质量有技术性和非技术性两类，前者主要指精准医疗服务人员的技术服务结果，后者主要指医疗环境、服务流程、医疗费用、后勤服务、职业道德、隐私保护等感知结果或者满意度结果。在整个精准医疗服务过程中，存在患者对精准医疗服务的期望结果（E）和患者对精准医疗服务的实际感知结果（P）。当 $E>P$ 时，患者对精准医疗服务质量的满意度相对较低；当 $E \leqslant P$ 时，患者对精准医疗服务质量的满意度相对较高，这也是医疗服务质量改进的目标。

5.1.2 医疗服务质量评价相关理论

（1）顾客感知的服务质量理论

1982 年，北欧学派的芬兰教授克里斯丁·格鲁努斯（Christina Gronoos）提出了"顾客感知服务质量"的概念，并对其构成进行了详细的研究。该理论认为服务质量是主观感受的，取决于顾客对服务质量的期望（expectation）与实际感知的服务绩效（perceived performance）之间的比较结果。格鲁努斯的顾客感知服务质量模型（图 5-1）的核心是质量是由顾客来评价的，实际上是要求服务方从顾客的角度来评价和管理服务质量，顺应了以顾客为中心的模式。该理论的主要内容包括：①服务质量是顾客感知的质量；②顾客感知服务质量的基本要素由技术质量（technical quality，服务结果质量）和功能质量（functional quality，服务过程质量）构成[4]，从而将服务产品的质量与有形产品的质量从本质上区别开来。

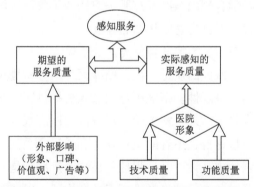

图 5-1　格鲁努斯的顾客感知服务质量模型

技术质量与服务的产出有关，是在服务生产过程中和交易双方的接触过程结束之后顾客所得到的客观结果；功能质量与服务的过程有关，是在服务生产过程中，通过交易双方的接触，顾客所经历或所感受到的内容。前者表示顾客得到什么（WHAT），便于顾客客观评价；而后者表示顾客如何得到的服务结果（HOW），是主观评价的。

服务质量是顾客期望与顾客感知的服务绩效共同作用的结果。期望质量是指顾客头脑中所想象的和期待的服务质量水平，是一系列因素的综合作用结果，包括营销宣传、顾客以往的经历、组织形象、其他顾客接受服务后的评价、顾客对服务的需求程度等因素，而顾客的经验质量是顾客在接受服务的过程中，通过对服务的技术质量和功能质量的体验和评价而得到的形象。

1991 年，美国的服务质量管理研究组合 PZB（A. Parasuraman、V. A. Zeithaml 和 L. L. Berry）对顾客感知服务质量模型进行了深入研究，对感知质量进行重新界定，引入了容忍区域的概念。因此，顾客期望质量与感知绩效的比较被分成两部分：感知服务优势差距（perceived service superiority gap）和感知恰当服务差距（perceived service adequacy gap），为后来的研究奠定了基础理论和方法。

（2）三级结构质量评价理论

医疗质量的三级结构评价方法，即质量三环节理论，主要包括结构质量、过程质量和结果质量（图 5-2）。

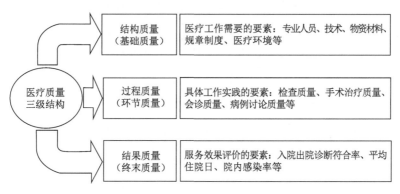

图 5-2　医疗质量三级结构示意图

结构质量也称基础质量，是保证医疗质量满足要求的物质基础和必备条件，也是满足精准医疗服务工作需要的构成要素。其要素包括：①专业人员：医疗人员是医疗质量要素中的首要因素，人员素质和配置结构对医疗质量起决定性作用。②技术：医疗技术是医务人员的诊疗"法宝"，也是医疗质量的"法宝"。③物资材料：医用物资是医疗质量的基础，是看得见摸得着的有形体，包括药品物资（药品、试剂等）、消耗性物资和生活物资等。④规章制度：医疗质量管理要有章可循，以制度为准则，以规范医疗机构和个人的工作行为。⑤医疗环境：直接影响医务人员和患者的诊疗感受，进而影响医疗服务质量。

过程质量也称环节质量，是诊疗活动全过程中各个环节的质量，包括检查、会诊、治疗等环节的服务质量，同时关注重点科室、重点人员、重要时间、重点因素等。过程质量连接着结构质量和结果质量，是保证医疗服务质量的基础，强调的是医务人员提供给患者的医疗服务内容。

结果质量也称终末质量，是医疗活动的最终结果。它是结构质量和过程质量综合作用的结果，是质量管理的成果。该阶段主要依靠结果数据支撑医疗服务质量评价，其中质量评价数据相对比较容易获取。事实上，医疗质量的三级结构互相制约、互相影响，以提高医疗质量为最终目的。

（3）服务质量差距模型理论

服务质量差距模型（图5-3）是由美国的服务质量管理研究组合PZB提出的，具体阐释了服务质量的形成过程。

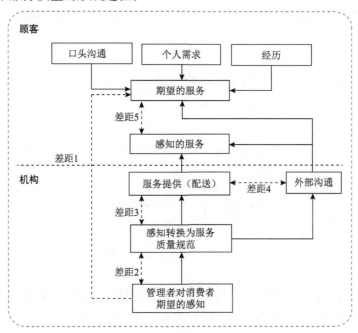

图 5-3　服务质量差距模型

差距1：顾客期望的服务结果与管理者对消费者期望的感知结果之间的差距。事实上，管理者先前并不总是知道顾客（患者）的服务期望，这种理解的缺失可能会影响顾客的质量期望。

差距2：管理者对消费者期望的感知结果与服务质量规格（规范）之间的差距。比如资源约束、市场状况、管理者的自身差异性、较差的服务质量规范等，很多因素会导致这种差距的产生。这两方面在一定程度上会影响顾客的观点或看法，进而影响顾客的质量期望。

差距 3：服务质量规格（规范）与服务提供之间的差距。其主要表现在：无效的人力资源政策，比如角色的模糊或者冲突、不合适的技术工作、不适宜的评估和补偿机制等；顾客之间的负面影响；服务中介机构问题；供需矛盾问题等。

差距 4：外部沟通与服务提供之间的差距。事实上，外部的沟通不仅会影响顾客对服务的期望，还会影响顾客对提供服务的期望。一般表现为缺乏综合市场影响服务、顾客期望的无效管理、过分承诺或者夸大宣传、缺乏有效的沟通。

差距 5：期望的服务（ES）与感知的服务（PS）之间的差距（Q=PS−ES）。顾客对质量高低的判断取决于在他们期望得到的服务背景下实际感知的服务。差距 5 是差距 1 到差距 4 的综合表现结果，其中差距 1 到差距 4 是服务机构内部的不足，即差距5=f（差距 1，差距 2，差距 3，差距 4）。

5.1.3　医疗服务质量评价方法

医疗服务质量评价方法相对较多且不统一，目前仍没有形成完整而标准的评价方法。根据文献回顾，医疗服务质量评价方法有传统的医疗统计指标评价方法、三级结构质量评价方法（主要指结构质量、过程质量、结果质量等）、医院分级管理评价方法、病例病种评价方法（主要评价技术质量、医疗服务质量、工作效率等）、患者满意度评价方法（线上线下问卷调查、电话随访等）、综合评价方法等[5]。

在服务质量差距模型和量表评价法[6]基础上，PZB 对其进行改进并提出了医疗服务质量评价模型，包含五大维度[7]，即 Tangibles（有形性）、Reliability（可靠性）、Responsiveness（响应性）、Assurance（保证性）和 Empathy（移情性）。其中，后面两大维度（保证性和移情性）包含了 10 个维度中的后 7 个条目：有效沟通性、可信性、安全性、胜任力、礼貌性、了解性、接近性或易得性等（表 5-1）。

表 5-1　SERVQUAL 量表评价维度

序号	维度	含义
1	Tangibles（有形性）	服务的实物证明：实物设施、人员形象、工具或设备、服务的物理表征（信用卡、对账单）等
2	Reliability（可靠性）	性能和可信性的一致性：及时合理提供服务、账单精确性、保持正确的记录、指定的时间提供服务

序号	维度	含义
3	Responsiveness（响应性）	雇员提供服务的意愿和行动：及时邮寄交易单、快速给客户回电话
4	Communication（有效沟通性）	让顾客能够理解，采用同顾客对等的沟通方式：解释服务及其成本，保证及时解答顾客的问题
5	Credibility（可信性）	信任、自信、诚实、顾客利益第一
6	Security（安全性）	设施安全、财产安全、隐私安全
7	Competence（胜任力）	拥有提供服务的必备技能和知识：联系人员、操作辅助人员、组织的研究能力
8	Courtesy（礼貌性）	礼貌、尊重、换位思考和友善地与他人联系
9	Understanding/Knowing the customer（了解性）	满足顾客的需求：提供个性化的服务、及时发现回头客、记住顾客的特殊需求
10	Access（接近性或易得性）	联系的方便性和可接触性：易接近的电话服务、较短的等候服务时间、方便的营业时间、方便的服务设施

1992 年，Cronin 和 Taylor 认为不需要评价期望变量，可直接感知服务绩效，进而在 SERVQUAL 模型基础上提出了 SERVPERF 模型。1993 年，Brown、Churchill 和 Peter 提出了无差异分数（non-difference score）模型，即 NDSERQUL 模型。在医疗服务质量评价上，SERVQUAL 和 SERVPERF 评价方法基本上是采用患者对医疗服务过程的描述和评价，而 NDSERQUL 模型直接评价患者对期望与感知服务之间的差距[8]。SERVQUAL 评价法是从患者角度出发，通过评价患者的实际感受与期望之间的差距来评价医疗服务质量的[5]。

2004 年，美国医疗服务机构评审联合委员会（Joint Commission on Accreditation of Healthcare Organizations，JCAHO）致力于医疗保健服务的质量改进，针对医疗服务质量评价问题，提出 9 个维度：Efficacy（功效）、Efficiency（效率）、Effectiveness（效果）、Appropriateness（适度性）、Respect & Caring（尊重与关怀）、Safety（安全性）、Continuity（连续性）、Timeliness（及时性）和 Availability（可获取性）。Victor Sower 等在 JCAHO 所提出的医疗服务质量评价基础上提出了医院关键质量评价法（key quality characteristics assessment for hospitals，KQCAH），即 Respect & Caring（尊重与关怀）、Effectiveness & Continuity

（效果与连续性）、Appropriateness（适度性）、Information（信息）、Efficiency（效率）、Meals（饮食）、First Impression（第一印象）、Staff Diversity（配送）等 8 个维度。

后来很多学者对评价方法不断进行改进，但基本是在 SERVQUAL 量表评价的基础上进行的。因此，本书也采用该量表评价方法对精准医疗服务质量进行评价，并根据现在的发展趋势和现实需要进行了改进。

5.2　精准医疗服务质量评价指标体系构建

5.2.1　精准医疗服务质量评价关键因素分析

精准医疗服务不同于普通的临床服务，精准医疗服务更多的是依托健康大数据进行医疗决策，以实现精准的个体化医疗服务。因此，精准医疗服务对诊疗前期的医疗健康数据的质量要求很高，而且医疗健康数据的质量也会影响临床医疗服务质量和精准医疗服务结果。此外，精准医疗服务质量还包括整个精准医疗服务过程质量和终末质量，也必然包括精准医疗服务对象的主观感受和健康改善程度。换言之，精准医疗服务质量的评价除了传统的医疗服务质量评价因素外，还包括医疗数据质量因素等。

医疗健康数据质量依赖于医院信息服务系统。医院信息化发展趋势是为了打造数字化医院，建立完备的医院综合信息系统。医院信息系统（hospital information system，HIS）是公认的新兴医学信息学的重要分支，它是指通过计算机和通信设备采集、存储、处理和访问及传输所有与医院相关的患者医疗信息和管理信息，满足所有授权用户功能上的要求。医院信息系统拥有患者的关键医疗信息，是医疗服务决策的关键支撑体系。

比较常见的 HIS 包括财务管理系统（FMS）、患者管理系统（PAS）、临床信息系统（CIS）、物资管理系统（MAS）和行政管理系统（AMS）。按科室类别划分，HIS 系统包括门诊信息管理系统、住院信息管理系统、医技管理系统、检验检查管理系统、药品管理系统、影像信息管理系统、远程医疗系统、医疗保险系统、医院综合管理统计分析系统、放射信息管理系统、后勤管理系统等子系统。

此外，HIS 还包括医学影像存档与通信系统（PACS）、电子病历（EMR）、实验室信息管理系统（LIS）、放射信息管理系统（RIS）等。这些系统对医疗数据采集起到关键作用，互联互通的系统能够保证采集的数据质量满足临床大数据需要，获得大数据样本，实现个体化的精准诊断和治疗。

准确的医疗信息资源能够推动医院的信息化进程，而医疗健康信息具有复杂性和特殊性，主要表现在：医疗服务对象是特殊群体的患者，受心理因素影响较大，而且医生获取的患者信息不可避免地会带有主观色彩；医疗机构之间，甚至同一医疗机构不同院区之间的诊疗水平差异，导致医疗数据质量参差不齐。通常情况下，可能存在患者故意隐瞒或者医务人员诱导等因素，从而造成患者的基本信息不完整或不准确。临床诊断相关数据误判率高、数据缺失和不完整、数据结构和格式不统一、代码不一致等问题，都会影响患者对精准医疗服务质量的感知和评价。为更好地评价和指导临床提升医疗服务质量，构建良好的精准医疗服务质量评价体系尤为重要。

当前，精准医疗服务质量评价体系尚未建立，本书依托传统医疗服务质量影响因素和精准医疗服务相关的关键因素，如数据质量的可获得性、真实性等，来探索构建精准医疗服务质量评价体系，具有重要的理论和现实意义，也可为精准医疗服务质量发展研究奠定基础。

5.2.2　精准医疗服务质量评价指标体系构建的基本原则

结合医疗服务质量评价的理论与方法，本书主要从患者的角度进行分析，给出精准医疗服务质量评价的指标筛选原则（重要性、科学性、可行性等）和评价体系的构建原则（全面性、目的性、实用性、时效性、可操作性、科学性等）。具体如下：

从指标筛选原则看，包括以下三方面。①指标的重要性：体现在评价指标要具有临床意义，能够反映精准医学的医疗质量问题，并且直接影响患者的精准医疗结果；指标要具有社会性，体现在评价指标要具有社会属性，反映出社会和政府所关注的重要问题，或者说是以保障人民健康为目的的民生热点问题；指标要具有敏感性，体现在指标的正向变化对精准医疗服务的改善作用要明显。②指标的科学性：评价指标体系的信度和效度要高，要能反映出评价的目的和内容，尤其是内容效度和表面效度。③指标的可行性：体现在评价指标要容易获取且真实可靠，同时保证获取数据的成本要低于体现精准医疗的数据价值。

从评价体系构建原则看，包括以下几方面。①全面性：选取的指标要尽可能全面地反映精准医疗服务质量情况，但也不能过于细分和面面俱到，要保证医疗服务的关键点能够在指标中体现出来。②目的性：精准医疗服务质量评价要以患者为核心，从患者的角度出发制定原则，重点关注医疗信息的不对称性，从患者角度来审视医疗服务质量。③实用性：医疗服务质量评价模型相对较多，而且国际差异性或可导致评价结果的不可靠，因此构建评价指标体系时要结合本国国情和精准医疗服务的实际需要，增强质量评价的实用性。④时效性：医疗服务质量的评价要与时俱进，尤其是精准医疗服务，评价要在医疗改革的大环境大背景下进行。⑤可操作性：指标体系要具有针对性和客观需要性，符合现实调查研究的操作方式，指标不能太细、太复杂，不能超出精准医疗服务的实际工作范围。⑥科学性：指标筛选原则、评价方法的选择、指标的维度划分等要具有科学性，此外，指标评价体系要具有较高的信度和效度。

5.2.3　精准医疗服务质量评价体系的构建

在精准医疗服务质量评价体系构建中，本书借助 SERVQUAL 应用原理（图 5-4）和五维度评价量表（表 5-2），构建精准医疗服务质量评价体系，为今后对于精准医疗服务质量评价的探索研究奠定基础。

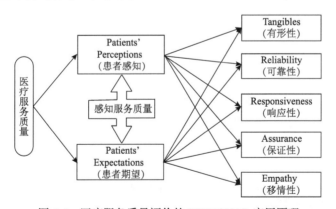

图 5-4　医疗服务质量评价的 SERVQUAL 应用原理

其中，五维度评价量表包含两部分：一是调查顾客的期望（E1～E22），调查的是顾客认为公司应该提供的服务（YOUR EXPECTATIONS ABOUT FIRMS OFFERING SERVICES）；二是调查顾客的实际感受（P1～P22，对应 E1～E22 的真实感受），调查的是顾客感受到的公司的服务（YOUR PERCEPTIONS ABOUT XYZ）。

表 5-2 SERVQUAL 五维度评价量表[7]

维度	指标
有形性	E1 公司应该有现代化的服务设施
	E2 公司的有形设施应该具有视觉上的吸引力
	E3 员工穿着得体、干净
	E4 这些公司的有形设施在外观上应符合所提供的服务类型
可靠性	E5 公司向顾客承诺的事情应及时完成
	E6 顾客遇到问题，公司应当关心并提供帮助
	E7 公司是可信赖的
	E8 公司能准确地提供所承诺的服务
	E9 正确记录相关服务
响应性	E10 公司并不打算告诉顾客提供服务的准确时间*
	E11 顾客期望员工提供及时的服务是不现实的*
	E12 员工并不总是乐意去帮助顾客*
	E13 如果员工太忙而无法迅速对顾客的需求做出响应，是可以接受的*
保证性	E14 员工是值得信赖的
	E15 在交易时，顾客感到放心
	E16 员工应该是有礼貌的
	E17 为了更好地提供服务，员工应该能从公司得到足够的支持
移情性	E18 公司不会差异化地提供个性化服务*
	E19 员工不会给顾客个别的关怀/照顾*
	E20 期望员工了解顾客的需求是不现实的*
	E21 公司优先考虑顾客的利益是不现实的*
	E22 公司并不期望服务时间能够方便他们的所有顾客*

注：1. 问卷采用 7 分制。7 分表示完全同意，1 分表示完全不同意。问卷条目是随机排列的。
　　2. 条目后带有*的，为反向计分。

以下重点分析精准医疗服务质量评价体系，包括指标的筛选与释义、评价体系的构建。

（1）指标的筛选与释义

根据指标体系构建的原则和原理，并结合质量评价相关的文献分析和经验判断，运用 SERVQUAL 五维度评价模型，结合精准医疗服务情况，对 SERVQUAL 量表进行补充完善，主要包括对量表中每个维度的条目进行修改和重新定义，将不符合现实情况的进行删除，初步确定精准医疗服务质量的评价指标，具体分析如下。

1）有形性：主要指精准医疗服务的有形部分，虽然医疗服务是无形的，但医疗服务设施、医疗服务人员、医疗器械、就医指引标识、检查内容和价目表等是有形的。顾客可以通过这些有形的实物来推测和感知医疗服务质量。

具体指标：X1 医疗机构的现代化服务设施；X2 先进的精准医疗服务设备；X3 精准医疗医务人员的着装；X4 精准医疗收费的明细表；X5 清楚便捷的就医指引标识。

2）可靠性：主要指精准医疗服务机构能够准确地提供所承诺的健康服务。精准医疗服务人员承诺的治疗结果与实际治疗结果的符合程度、医疗机构的宣传是否客观真实、病历记录是否真实、患者的疑问是否得到医生的关心和解决等。

具体指标：X6 医疗机构承诺的事情及时完成；X7 及时关心并有效解决患者的问题；X8 精准医疗机构是可信赖的；X9 预先告知患者的治疗结果与实际治疗结果的符合程度高；X10 病历记录报告单是真实的。

3）响应性：主要指精准医疗服务机构能够向患者提供及时有效的健康服务。这也从侧面反映出医疗机构是否把患者利益放在第一位。医疗机构人员应该能及时告知患者医疗服务时间，以及按时为患者提供服务。患者有需要时，医务人员能够及时做出反应并给予帮助和关心。

具体指标：X11 医生并不打算告诉患者提供服务的准确时间；X12 患者期望医生提供及时的服务是不现实的；X13 医生并不总是乐意去帮助患者；X14 如果医生太忙而无法迅速对患者的需求做出响应，是可以接受的；X15 医生并不期望及时解决患者的投诉或不满（注：此部分为反向计分条目）。

4）保证性：主要指精准医疗服务人员能够让患者产生信任和安全感。医疗服务人员的服务态度和服务能力对医疗质量的影响较大，医务人员缺少友善的态度很容易引起患者的不满，降低患者对医生的信任。医疗技术更新较快，医务人员应该尽可能地及时掌握医疗新技术、新方法。

具体指标：X16 精准医疗服务人员是有礼貌的；X17 精准医疗服务人员的专业技术是值得信赖的；X18 在就诊过程中，患者感到放心。

5）移情性：主要指精准医疗服务人员设身处地为患者着想，为患者提供个性化的医疗服务，其强调的更多是医务人员对患者的关心和满足患者的需求方面。

具体指标：X19 医疗机构不会差异化地为患者提供服务；X20 精准医疗服务人员不会给患者个别的关照；X21 期望医生了解顾客的需求是不现实的；X22 精准医疗服务机构优先考虑患者的利益是不现实的；X23 医疗机构并不期望服务时间能够方便所有患者（注：此部分为反向计分条目）。

6）信息化：主要指精准医疗服务提供机构能够拥有完备的医学信息系统，提供准确而完整的患者健康信息。一般地，需要利用健康大数据资料，精准地进行预防、诊断和治疗。增加信息化维度，主要是考虑到精准医疗服务的实际需要。

具体指标：X24 精准医疗服务机构信息化设备先进；X25 信息系统提供的信息是准确完备的。

（2）服务质量评价体系的构建

本书以 PZB 的质量差异理论为基础，运用 SERVQUAL 量表建立精准医疗服务质量评价模型。医疗服务质量是通过患者的服务期望和实际感知之间的差异来衡量的。结合精准医疗服务的实际需要，构建 6 个维度 25 个指标的改进型 SERVQUAL 量表（表 5-3），以更好地适应国情和行业需要。

表 5-3　精准医疗服务质量评价体系

维度	编码	指标含义
有形性	X1	医疗机构的现代化服务设施
	X2	先进的精准医疗服务设备
	X3	精准医疗服务人员的着装
	X4	精准医疗收费的明细表
	X5	清楚便捷的就医指引标识
可靠性	X6	医疗机构承诺的事情及时完成
	X7	及时关心并有效解决患者的问题
	X8	精准医疗服务机构是可信赖的
	X9	预先告知患者的治疗结果与实际治疗结果的符合程度高
	X10	病历记录报告单是真实的
响应性	X11	医生并不打算告诉患者提供服务的准确时间[*]
	X12	患者期望医生提供及时的服务是不现实的[*]
	X13	医生并不总是乐意去帮助患者[*]
	X14	如果医生太忙而无法迅速对患者的需求做出响应，是可以接受的[*]
	X15	医生并不期望及时解决患者的投诉或不满[*]

续表

维度	编码	指标含义
保证性	X16	精准医疗服务人员是有礼貌的
	X17	精准医疗服务人员的专业技术是值得信赖的
	X18	在就诊过程中，患者感到放心
移情性	X19	医疗机构不会差异化地为患者提供服务*
	X20	精准医疗服务人员不会给患者个别的关照*
	X21	期望医生了解顾客的需求是不现实的*
	X22	精准医疗服务机构优先考虑患者的利益是不现实的*
	X23	医疗机构并不期望服务时间能够方便所有患者*
信息化	X24	精准医疗服务机构信息化设备先进
	X25	信息系统提供的信息是准确完备的

注：1. 问卷采用 7 分制。7 分表示完全同意，1 分表示完全不同意。问卷条目是随机排列的。

　　2. 条目后带有*的，为反向计分。

（3）精准医疗服务质量差距分析模型

综合以上指标分析，结合实际需要，建立 6 个维度 25 个指标的精准医疗服务评价的应用模型，如图 5-5 所示。

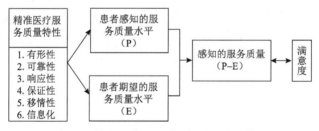

图 5-5　精准医疗服务质量评价的应用模型

1）精准医疗服务质量评价量表信度和效度分析：精准医疗服务质量评价量表建立后，需要对量表的信度和效度进行检验。量表的信度分析是用来测量评价模型是否具有内部一致性，通常采用美国教育学家 Lee Cronbach 在 1951 年命名的克朗巴哈系数（Cronbach's alpha），为目前社会科学研究中最常使用的信度分析方法。其计算公式为

$$\alpha = \frac{1}{k-1} \times \left(1 - \frac{\sum_i^k S_i^2}{S_t^2} \right)$$

其中，α 为信度系数，k 为量表条目数，S_i^2 为每个被测试得分的方差，S_t^2 为所有被测试总分的方差。通常 α 的值在 0 和 1 之间。

针对刚刚接受过医疗服务的患者进行问卷调查。根据调查经验和文献资料，以指标个数 5～10 倍的比例确定问卷调查份数，例如，确定问卷调查份数为 200份，回收问卷后进行信度分析。如果 α 不超过 0.6，一般认为内部一致，但量表信度不足；达到 0.7～0.8 时表示量表具有相当的信度，达 0.8～0.9 时说明量表信度非常好。

效度分析是用来评价问卷测量的有效性，即测量的结果是不是预先所想要测量的内容。从内容效度看，量表所选条目能够代表医疗服务满意度测量的主要特征。在前期研究中参考了大量文献，经过患者和专家的评价，制定的条目能够反映患者对精准医疗服务质量的评价，问卷的语言和形式符合要求，则可以认为该量表具有较好的效度。

2）精准医疗服务质量评价指标权重计算方法：指标权重系数反映指标的重要性。本书采用层次分析法，由多个专家打分，然后取平均值确定精准医疗服务质量评价指标权重。层次分析法（analytic hierarchy process，AHP）是美国运筹学家T. L. Saaty 于 20 世纪 70 年代提出的一种定性与定量相结合的层次权重决策分析方法。该方法通过将研究问题分解，建立递阶层次结构模型，并通过专家咨询法对问题重要性（1～9 分）进行打分，采用 1～9 标度法（表 5-4）构建两两比较判断矩阵，由判断矩阵计算各元素的相对权重，最后计算各层元素的组合权重。具体计算步骤如下：

表 5-4　问题重要性标度含义表

标度	含义
1	表示两个因素相比，具有同样重要性
3	表示两个因素相比，一个因素比另一个因素稍微重要
5	表示两个因素相比，一个因素比另一个因素明显重要
7	表示两个因素相比，一个因素比另一个因素强烈重要
9	表示两个因素相比，一个因素比另一个因素极端重要
2,4,6,8	上述两相邻判断的中值

倒数关系：若因素 i 与因素 j 的重要性之比为 a_{ij}，则因素 j 与因素 i 的重要性之比为 $a_{ji}=1/a_{ij}$。

第一步：构建矩阵 A_{ij}。本书质量评价的 6 个一级指标（有形性、可靠性、响应性、保证性、移情性、信息化）进行两两比较后形成判断矩阵 A_{66}。

$$A_{66}=\begin{pmatrix} a_{11} & a_{12} & a_{13} & a_{14} & a_{15} & a_{16} \\ a_{21} & a_{22} & a_{23} & a_{24} & a_{25} & a_{26} \\ a_{31} & a_{32} & a_{33} & a_{34} & a_{35} & a_{36} \\ a_{41} & a_{42} & a_{43} & a_{44} & a_{45} & a_{46} \\ a_{51} & a_{52} & a_{53} & a_{54} & a_{55} & a_{56} \\ a_{61} & a_{62} & a_{63} & a_{64} & a_{65} & a_{66} \end{pmatrix}$$

第二步：归一化。将矩阵 A_{ij} 各列向量进行归一化处理，得到矩阵 M，即 $M = a_{ij}/\sum_{i=1}^{n}a_{ij}$，再将矩阵 M 的因素按行相加得向量 $a_i = (a_1, a_2, \cdots, a_m)^T$。比如本书质量评价的 $a_1 = a_{11}+a_{12}+a_{13}+a_{14}+a_{15}+a_{16}$，$\cdots$，$a_6 = a_{61}+a_{62}+a_{63}+a_{64}+a_{65}+a_{66}$。归一化处理得到特征向量 $W = (w_1, w_2, \cdots, w_n)^T$，其中，$w_i = a_i/\sum_{i=1}^{n}a_i$。

第三步：计算权重，特征向量 W 就是每个指标的层次权重值。

第四步：一致性检验。考虑到专家知识水平和个人偏好的影响，为保证准确度和可靠度，必须进行一致性检验。当判断矩阵阶数≤2 时，一般认为一致性指数 CI<0.10 时可能无逻辑混乱；当判断矩阵阶数>2 时，用同阶平均随机一致性指标 RI 对 CI 进行修正，计算随机一致性比例 CR，当 CR 值<0.10 时，通常认为判断矩阵具有满意的一致性。其中，CI、CR 的计算如下所示。

矩阵的最大特征值 $\Delta_{\max} = \frac{1}{n}\sum_{i=1}^{n}\frac{(Aw)_i}{w_i}$，$(Aw)_i$ 为各需求权重与矩阵中各行需求因素的成绩之和；w_i 为权重。其中，一致性指标 CI 的计算公式为

$$CI = \frac{\Delta_{\max} - n}{n-1}$$

随机一致性比例 CR=CI/RI，其中 RI 的取值可以通过阶数查得，具体见表 5-5。当阶数为 1 和 2 时，RI 为 0。

表 5-5　3～12 阶平均随机一致性指标的取值

阶数	3	4	5	6	7	8	9	10	11	12
RI 值	0.58	0.90	1.12	1.24	1.32	1.41	1.45	1.49	1.52	1.54

综上所述，本节基本构建了精准医疗服务质量评价体系（见表 5-3），并进行了量表的信度检验和指标权重计算。其中，6 个维度的权重系数分别为有形性（$W1$）、可靠性（$W2$）、响应性（$W3$）、保证性（$W4$）、移情性（$W5$）和信息化（$W6$），25 个二级指标（X1～X25）的权重系数分别为 $W1$～$W25$。

根据以上分析结果，依托 SERVQUAL 质量评价理论，并结合精准医疗服务的实际需要，最终形成了符合我国基本国情和实际需要的精准医疗服务质量评价体系，为今后的理论探索奠定了基础。

5.3　精准医疗服务质量评价实施流程

5.3.1　精准医疗服务质量评价主客体分析

前一节详细阐述了精准医疗服务质量的评价指标体系构建情况，接下来将探索如何开展或实施精准医疗服务质量评价。在医疗服务质量评价过程中，不同的评价主客体会产生不同的评价结果。为了更好地评价精准医疗服务质量，需要明确提供精准医疗服务的机构或者个人，即评价客体。由于精准医疗服务包括内容比较复杂，可能涉及公立医疗机构、私立医疗机构、企业等。因此，评价主体不应仅仅是医疗机构本身，应该充分利用社会力量以保证评价结果的公正性、客观性、真实性。

根据结构-过程-结果质量评价框架进行精准医疗服务质量的评价。从结构医疗质量看，精准医疗服务客体（医疗机构或企业等）受到政府卫生行政部门的许可和监督，故由政府卫生行政部门作为主要的评价主体，社会团体作为次要主体，其对提供精准医疗服务的机构或单位比较熟悉，能够获取精准医疗服务质量的评价资料；从过程和结果医疗质量看，从获得精准医疗服务开始到就诊结束的全过程，患者作为重要的参与者和服务对象，对精准医疗服务感知最为全面深刻，患者作为感知主体，能够通过其感知反映出精准医疗服务结果。基于此，本书拟以第三方机构为评价主体，从患者视角评价其感知内容，作为精准医疗服务评价结果。

5.3.2　精准医疗服务质量评价基本流程

在精准医疗服务质量评价中，对特定对象所使用的质量评价方法应具有针对性、规范性和可操作性。为了保证精准医疗服务质量评价合理、有序地开展，根据医疗服务质量评价理论，确定精准医疗服务质量评价指标体系，制定规范的质量评价量表，开展以患者为评价对象的精准医疗服务感知评价，及时反馈评价结果，以持续改善精准医疗服务质量。具体流程如图5-6所示：

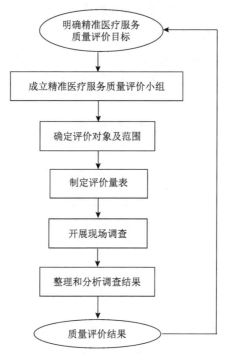

图 5-6　精准医疗服务质量评价基本流程

第一步：明确评价目标。确定精准医疗服务质量的评价目标和意义，以及确定目标的背景依据。

第二步：成立评价小组。为更加合理有效地评价精准医疗服务质量，充分体现精准医疗服务质量公正、公平、公开，成立医疗服务质量评价小组，具体承担组织实施开展质量评价、确定评价方案和制定评价量表等工作。

第三步：确定评价对象及范围。评价对象是提供评价信息的主体，在精准医疗服务质量评价过程中，参与获得精准医疗服务的患者是评价对象，6个维度25个指标是评价内容。评价范围包括所有提供精准医疗服务的医疗机构、企业等。

第四步：制定评价量表。具体可参见上一节的"精准医疗服务质量评价指标体系构建"所确定的评价量表。

第五步：开展现场调查。根据选定的评价范围和对象，实施现场量表测量，并制定措施保证收集的数据真实有效。

第六步：整理和分析调查结果。主要是对量表测量结果进行客观的评价分析，及时反馈评价结果，需找出差距，提出相应的改进措施。

综上所述，本章从质量评价理论和模型出发，探索构建精准医疗服务质量评价指标体系，据此设计质量测量量表，按照预制的精准医疗服务质量评价基本流程，开展实施精准医疗服务质量评价。构建精准医疗服务质量评价体系和评价量表，对于推动精准医疗发展和改善精准医疗服务质量具有重要的现实意义。

参 考 文 献

[1] Donabedian A. Evaluating the quality of medical care[J]. Milbank Mem Fund Q, 2005, 83(4): 691-729.

[2] Donabedian A. The quality of care: how can it be assessed? [J]. JAMA, 1988, 260(12).

[3] 彭瑞聪, 高良文. 中国卫生事业管理学[M]. 长春: 吉林科学技术出版社, 1988.

[4] Grönroos C. Strategic management and marketing in the service sector. Research report No.8, Swedish School of Economics and Business Administration, Helsinki. Cambridge: Marketing Science Institute, 1984.

[5] 刘攀, 张斌. 医疗服务质量评价方法探索[J]. 产业与科技论坛, 2013, 12(10): 230-231.

[6] Parasuraman A, Zeithaml VA, Berry LL. A conceptual model of service quality and its implications for future research[J]. J Mark, 1985, 49(4): 41-50.

[7] Parasuraman AP, Zeithaml VA, Berry LL. SERVQUAL: a multiple-item scale for measuring consumer perceptions of service quality[J]. J Retailing, 1988, 64(1): 12-40.

[8] 刘文驰. 医疗服务质量的影响因素与六西格玛改进方法探讨[D]. 上海: 同济大学, 2009.

6

精准医疗人才队伍建设

高素质人才对学科发展的意义早已不言而喻。随着精准医疗的发展，其对人才的需求逐渐显现。本章旨在从我国精准医疗相关人才的现状出发，分析我国精准医疗人才需求，提出精准医疗人才队伍建设措施，助力精准医疗的发展。

6.1　精准医疗人才现状

2018 年中美精准医疗高峰论坛上，斯坦福大学转化医学实验室主任凌雪峰教授表示，精准医疗的发展需要复合型人才，这种人才既要懂数学又要懂生物学，既要懂仪器又要懂工程，而目前我国尚未有专门的精准医疗相关人才培养机构和模式，跨学科的人才培养机制还有待完善。虽然人才匮乏是各国发展精准医疗面临的共同难题，但就我国而言，精准医疗人才现状呈现以下两个显著特点。

6.1.1　本土精准医疗行业各类人才奇缺

以诊断和治疗为例，精准医疗所需的人才包括临床遗传专科医生、高资质的诊断实验室负责人（诊断师）、合格的实验室技术人员、数据分析与管理人员、分子病理师、精通药物遗传学与个体化用药的临床药剂师、遗传咨询师及社区和个人健康管理师、精准医疗行业管理人员等。在现有精准医疗发展体系下，我国最紧缺的人才包括本土遗传咨询师与遗传诊断师。

所谓遗传咨询师是指专门收集和解读家族和疾病史，以评估疾病发生或再发的概率，能回答患者问题，提供就医指导的专业人才。2006 年，美国遗传咨询协会就遗传咨询给出了定义：遗传咨询是帮助患者理解和适应遗传性疾病对患者本人及其家人身体、心理、生活所造成的影响，并促进实施相应的预防、治疗和管理方案的知情选择的专业服务。遗传咨询的过程一般包括：根据患者的个人疾病史和家族史来评估某种遗传病发生或者再发的可能性；帮助患者理解不同的遗传模式、基因检测、遗传疾病的治疗和预防，整合有效资源并进行必要的研究；向患者提供咨询服务，为其解释患病的风险并协助其做好前期的心理准备及正确适合的决定。显然，只有具有医学背景，又具有生物信息学、计算机、数学能力的复合型人才是最佳人选，因为在解读数据的过程中其必须借助强大的信息分析系统，结合多表型信息，综合运用遗传学、医学、心理学等专业知识。

遗传咨询师需要具备很强的基因测序分析结果的解读能力。基因测序通过对海量的数据进行技术筛查，生成一系列基因检测报告，对于不具备一定基础的医护人员来说，如果没有专业人士做遗传咨询指导，就是一本极其复杂的"生命天书"，毫无意义。但目前大多数医院的医生并不了解基因测序技术及其具体业务流程，基因公司将检测报告反馈给临床医生后，医生需要在此基础上花费更多的时间和精力去学习、研究这些报告中出现的突变意味着什么样的未知风险。

美国的遗传咨询体系和人才培养机制早已发展成熟。美国自 1982 年开展对临床遗传诊断师、咨询师的培训，现有各类有资质的遗传诊断师约 1900 人，有资质的遗传咨询师 4000 余人，然而这些对于快速发展的美国诊断市场仍然供不应求。在国外要获得遗传咨询师资质，需要有人类遗传学、基因组学、遗传病、检测方法等知识结构，要接受为期 2 年的硕士学位教育。要成为一名遗传诊断师需要具有医师或者博士学位，要进行为期 2 年的脱产学习与实践，然后进行医师资质考试，这些遗传诊断师主要在医院、基因检测机构担任主任医师[1]。反观我国，国内的基因检测机构还远未达到美国的标准，也没有遗传诊断师和咨询师培训制度，在我国工作的、拥有美国资质认证的遗传诊断师不超过 5 人，而全世界懂中文、有资质的遗传咨询师不超过 5 人[1]。

中国医学科学院/北京协和医学院教授黄尚志在接受《中国科学报》记者采访时谈到：遗传咨询是临床遗传学科中的一个分支。在我国，目前整个临床遗传学科还没有建立起来，更不用说遗传咨询这个分支了。近年来，随着疾病谱的改变，遗传性疾病在国人疾病负担中的比例逐渐上升，尤其是成为了新生儿患病死亡的主要因素。虽然国内开展医学遗传研究已经有三四十年，也有医学遗传工作人员，但并没有在医疗体系上形成气候，也没有一支专业队伍，这使得医生包括患者对遗传性疾病的了解一直有所欠缺。如今随着基因检测技术的发展，很多遗传性疾病的诊断、治疗和预防有了更好的手段。但问题是，这是什么样的疾病，应该采取何种手段来检测、检测的结果如何理解、疾病能否治疗、如何预防等问题，还需要专业人员来向患者解释，这就属于遗传咨询师的工作范畴。而在国内，一直以来遗传咨询师的角色都是由医生"兼职"承担的。当前国内医疗资源紧张，遗传咨询的流程又比较复杂，医生没办法花费太多时间来详细解释相关问题。另外，专科医生就像铁路警察，各管一段，也缺乏系统的遗传学知识。

浙江大学生命科学研究院研究员周青在接受《中国科学报》记者采访时谈到：目前，我们不仅需要遗传咨询师，更为重要的是需要遗传诊断师，遗传诊断师能通过检测结果做出质量控制和权威的判断。近几年，国内对遗传咨询和遗传诊断的认知有了很大的进步，但与美国相比还是存在一定的差距，跟不上我们的临床需求。在发达省市地区，临床遗传咨询专业度和普及度相对比较高，普通人也容易理解与接受；但是广大地区的产科、儿科临床遗传普及度还比较低，认知度不高。我国在遗传咨询和遗传诊断的定义上是模糊的，已经开始讨论遗传咨询的目标和伦理原则等问题，但这项工作主要是由几所大医院的临床医生、基因检测公司的研究人员承担。目前国内遗传咨询市场还很难做到统一规范。

6.1.2　各界对复合型人才的继续教育缺乏重视

精准医疗亟须具备遗传学知识与基因诊断知识的相关复合型人才。一项针对北京协和医院医生的调查表明，医生对遗传学知识的个人评分平均只有 2.1 分（4 分为满分）。有超过 80% 的医生不了解一代、二代测序及基因检测芯片技术；而84% 的医生希望加强遗传学的再教育和训练。从美国的情况来看，仅诊断医疗业，我国面临的核心人才缺口就超过 2 万人。

然而目前包括医学教育界在内的社会各界对这些人才缺口普遍缺乏认识和重视。针对上述核心人员的培训、审核和资质认证系统尚未确立，未形成标准化及职业化体系，这进一步导致国内诊断界形成以技术人员为主、二代测序过热的畸形发展趋势。

此外，信息技术已经全方位、多角度地介入到医院日常工作中，医务工作者对信息系统的依赖程度与日俱增。但与飞速发展的信息技术形成鲜明对比的是，医院信息化软、硬件等设施更新缓慢，对数据分析重视不够，信息化人才仅仅从事维护性技术工作，重要的医疗信息不能得到充分挖掘和使用，浪费了信息资源和人才资源[2]。

精准医疗是一种新型医学概念和医疗模式，我国目前集中于技术层面的研究，忽视了人才发展，国内临床医生普遍对精准医疗缺乏认识，对基因序列了解不透彻，专业遗传咨询及诊断人才奇缺，导致目前该领域仍是以技术人员为主、医生为辅的特殊人才架构[3]。

6.2 精准医疗人才需求分析

6.2.1 国民健康面临的挑战

2014年，习近平总书记在调研时指出，没有全民健康，就没有全面小康。精准医疗的发展为我国医疗事业的发展带来了新的机遇，在某种程度上满足了广大人民群众的健康需求。而精准医疗人才队伍作为精准医疗体系建设环节中不可或缺的中坚力量，肩负着应对国民健康挑战的责任，是国民健康未来的希望。

《中国防治慢性病中长期规划（2017—2025年）》显示，常见的对国民健康影响较大的慢性病主要有心脑血管疾病、癌症、慢性呼吸系统疾病、糖尿病和口腔疾病，以及肾脏、骨骼和内分泌、神经系统等疾病[4]。我国主流城市白领中有76%处于亚健康状态，近60%处于过劳状态，35~50岁的高收入人群中，生物年龄平均比实际年龄衰老10年，健康状况明显降低，真正意义上的"健康人"比例较低，不足3%。

慢性病因其治疗周期长、发病范围广、治疗费用高、致残致死率高，已经成为严重威胁国民健康的疾病种类之一。随着我国老龄化社会进程的加剧，重大疾病的防治，尤其是慢性病的防治面临着巨大挑战。我国每年有310万癌症新增病例，220万癌症死亡病例，300万心血管疾病死亡病例；全国高血压患者累计2.6亿，有超过1亿的糖尿病患者及1.5亿的潜在糖尿病人群，有80万人类免疫缺陷病毒（HIV）感染者，8000万乙肝病毒携带者，550万活动性结核病患者[5]。我国居民中慢性病死亡人数占总死亡人数的86.6%，由此造成的疾病负担已占总疾病负担的70%以上。此外，慢性病的治疗往往需要较长的时间且需要系统进行，这也成为群众因病致贫、返贫的重要原因。关于慢性病目前存在的问题若不及时有效进行控制，将成为影响国家经济、社会发展的重大公共卫生问题。

医学不同于数学，不可能通过固定的公式达到目的。考虑到疾病的隐匿性、不确定性，现有的疾病诊断及分类仅是冰山一角，远远不足以囊括人类的所有疾病。我国在药物研发及临床用药方面也并未达到理想状态。要想实现"个体化用药"，真正做到"精准"，为国民健康保驾护航，就必须加强人才队伍的建设。

6.2.2 精准医疗的发展离不开人才的支持

如果没有人才作支撑，我国便无法推动精准医疗。人才要素包括精准医疗研究、服务开展所需的医疗、遗传、生物信息等领域的创新型人才，医疗信息技术的发展催生了精准医疗对相关高水平复合型人才的迫切需求。随着医疗卫生改革的纵深推进，社会医疗需求总量持续增加，医疗服务高质量、多元化的服务形式对医院人力资源的数量、质量和结构提出了更高的要求，外部日新月异的技术发展和人民群众日益增长的健康服务需求对新时期精准医疗人才队伍的建设提出了新的期盼。"创新的事业呼唤创新的人才"，只有加快人才队伍建设，才能充分发挥人才在创新发展中的引领作用，才能充分发挥精准医疗在"健康中国"建设中的重要作用[6]。

医学研究表明，随着医疗技术和知识经济的不断更新、推动，精准医疗呈现出智能化、系统化及个性化的发展趋势，这对医疗服务人员也提出了新的要求和挑战。一名合格的医疗服务人员不仅要在医疗技术上严格要求自己，还要适应时代带来的对高端技术检测结果分析能力的需求，不断加强学习，提高自身的专业素质，以适应新的情况和要求[7-9]。因此，加强精准医疗人才队伍建设是大势所趋。当前我国精准医疗人才存在的普遍问题是本土的高精尖复合型临床医疗人才稀缺，尤其是在遗传诊断及遗传咨询方面。

以产前咨询为例，我国每年大约有 1500 万名新生儿出生，其中具有出生缺陷的孩子近 100 万名，很多生了一个具有遗传缺陷孩子的父母没有得到过遗传咨询的指导，准备生第二个孩子时也不知道需要做什么样的检测。在对精准医疗后端生物标志物的解读上，我国医疗体系存在着人才匮乏和整体配套治疗方案欠缺的情况。如果后端的医疗人才跟不上，不能打通基因诊断这"最后一公里"，那么整个精准医疗的产业链将会断裂。

近年来，随着二胎、三胎政策的放开，加之国内育龄青年生活、工作压力加大，出现了越来越多的高龄产妇，导致胎儿遗传病患病概率升高，国内遗传咨询体系的建立变得越来越紧急和迫切。同时，国内基因检测服务质量参差不齐，可能会提供不符合要求的遗传诊断，这就需要遗传咨询机构建立专门的监管机构或者构建统一的监管体系来监管基因检测市场。为促进国内精准医疗的进一步发展，现在亟待解决的问题就是遗传咨询和遗传诊断的学科建设。以学科发展、学科建设为首要任务，建立遗传咨询、遗传诊断等标准培养制度、执业规范和任职标准，切实解决广大人民对遗传病咨询和诊断的需求。

6.2.3　实施精准医疗人才队伍建设的意义

（1）提高疾病诊治水平，为国民健康做贡献

精准医疗强调为患者提供"定制"化服务，在这种新型的医疗模式下，医疗决策、实施等都是针对患者个人疾病特征而制定的，疾病的诊断和治疗是在合理选择患者自己的遗传、分子或者细胞学信息的基础上进行的。其本质是通过基因组、蛋白质组等组学技术和医学前沿技术，对大样本人群与特定的疾病类型进行生物标志物的分析与鉴定、验证与应用，从而精准地找到疾病的成因及治疗的靶点，同时将同一种疾病的不同状态及过程进行精准的亚分类，建立较全面的疾病库，提高疾病诊治和预防的效益。随着医疗卫生人才队伍的建设与壮大，我国的整体医疗水平将会更上一层楼，国民健康将得到更进一步的精确性的保障。

（2）精准解读医药生物技术，促进医疗体制改革

通过国家 863 计划、973 计划、国家科技支撑计划、国家科技重大专项、行业专项等项目经费的支持，我国近 30 年在基因组测序技术、疾病发病机制、临床疾病分子分型与诊治标志物、药物设计靶点、临床队列与生物医学大数据等方面有了一定的积累与沉淀，尤其是我国的基因测序能力处于国际领先地位，为我国精准医疗的发展奠定了技术基础。加紧建立一批有实力参与国际同领域竞争的人才队伍，将大大助力我国精准医疗的快速发展，并深刻影响我国未来的医疗模式，促进医疗体制的创新与改革。

6.3　精准医疗人才队伍建设措施

我国先后出台了一系列人才队伍建设的政策措施，建立了以两院院士、有突

出贡献专家、享受政府特殊津贴专家为标志的高层次人才选拔和激励制度；实施了以"百千万人才工程""长江学者""杰出青年科学基金"为标志的学术技术带头人培养及资助制度等。

随着我国医药卫生体制改革的不断深入，医疗市场的竞争日趋激烈，人们充分认识到人才培养和学科建设是精准医疗人才队伍建设的当务之急，也是精准医疗发展的基础。精准医疗要实现全面协调可持续发展，必须重视人才的培养，构建人才发展平台，以重点学科为龙头，以高新技术为依托，全面快速提高医疗人员的综合服务水平，促进精准医疗跨越式发展。

建设精准医疗人才队伍，首要的问题是如何遴选出具有国际水准的人才为我们所用，同时又培养出自己本土的人才。重视基础教育，形成创新人才梯队的培养体系，我国才有可能进行精准医疗方面的创新。

6.3.1　引进人才

引进人才是建立精准医疗基因诊断人才队伍最快的方式，可以分为个人引进和团队引进。浙江大学医学院附属第一医院就采用个人引进的方式建立了我国首个"基因门诊"。2005 年该院和杭州华大基因研究中心共建沃森基因组科学研究院，并引进了医学遗传学博士祁鸣主持"基因门诊"。深圳市罗湖区人民医院以团队引进的方式在 2015 年 6 月迅速组建成立了深圳市众循精准医学研究院。该研究院旗下有 5 个研究所，其中的衰老研究所团队即为团队引进。该所所长杨旭是前华大科技首席运营官（chief operating officer，COO），后自主创业创立了生物科技公司。杨旭博士具有北京协和医学院的医学背景，他将带领其团队全力融入众循精准医学研究院，围绕其精准医学研究目标提供研发技术及产品服务。

从科研机构或产业机构延揽基因数据解读人才，需要双方有一定的匹配度。无论是个人引进还是团队引进，都不失为一种较为高效的学科建设方式。引进人才可遵循一定的学历层次，追求学历层次衔接紧凑、工作分工合理明确，充分发挥高水平人才的学术领头人作用，有效提高工作效率和学术活动的综合效益。

此外，可积极联系国际著名精准医学诊疗先进机构，如美国休斯敦医学中心、威尔康奈尔医学中心等，争取交流合作机会，将优秀的国内人才外派出国学习，加强对精准医学学术难点及精准医疗临床热点的跟踪学习，紧跟国际前沿技术。

6.3.2 本土人才培养和教育

应重视本土人才的培养，培养具有中国特色、符合中国国情的精准医疗人才。一方面，要重视综合性人才的培养和继续教育，培养一批同时具有生物学、信息学和医学背景的复合型高级人才，需要考虑如何引进各种师资，尽快开展高质量的人才培养和培训、完善认证及资质审查系统。这方面可以借鉴欧美目前较成熟的体系。需要注意的是，医生是临床决策的主体，任何时候都不能忽视医生的主体作用，技术只是临床决策的辅助手段。

另一方面，要改善医学人才的培养模式，优化课程体系，在传统医学人才培养规律和基础上，强化医学人才的信息技术培养，培育出一批具有扎实的医学知识理论体系、丰富的临床实践经验和数据挖掘与分析技能的综合性创新人才。

精准医疗是对现有医疗模式的革新，医学院校实现精准医疗人才的培养势在必行。新培养模式的构建将促进医学生精准理念的培养和临床职业技能的提升（图 6-1）。

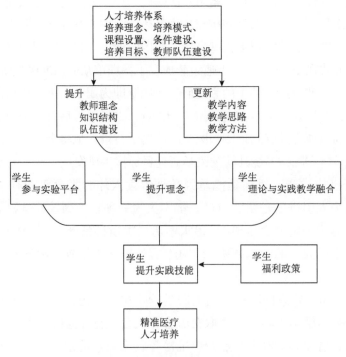

图 6-1　精准医疗人才培养模式

（1）制定人才培养计划，精准带动团队发展

作为供给侧的医学教育，要在培养理念、培养模式、课程设置、条件建设、教师队伍建设上体现精准医疗思维，以先进的教育理念创新人才培养模式，根据健康和医疗领域的岗位要求，科学制定人才培养目标，合理设置课程和教学内容，培养更加适应新时期医学发展需求的新型精准医疗人才[10]。根据不同层次人才的心理需求，制定不同的人才培养计划。要依据行业和岗位要求，科学设置专业和专业方向，合理制定人才培养方案，体现人才培养特色，不断提高人才与健康领域、医疗领域的适配度。

因此，应将精准医疗纳入医学院校学习体系，制定培养目标与培养模式，建立以学科融合为特征的课程体系，创新教学方法，针对精准医疗行业需求培养高水平专业人才。

（2）建立专业的精准医疗人才队伍

首先，要加强教师精准医学理念的培养。长期以来，许多教师在常年的教育实践中形成了固有的教学理念，对精准医疗的概念、内涵和模式不了解，甚至不接受，这样既不能适应现代医学的发展，也不能创新和培养学生新的思维模式，只有教师自身具有并支持精准医疗理念，才能正确教育和引导学生。因此，需要加强医学教师精准医疗理念的培养，把精准医学思想融入教书育人的行动中。同时，在课程教学中也要有精准思维，要强化重点课程和核心课程，并在教学计划中给予倾斜，突出质量意识，强化过程控制和评价，制定相关课程标准，不断调整和优化教学内容，改进教学过程，提升课程教学效果。

根据临床科室的特点，在政策上给予精准医疗不同层次的学科带头人一定的科研启动资金，引领和带动科室的发展。在精准医疗相关细分专业，培养高水平的专业人才，筛选重点学科带头人，建立"重点学科带头人+中层技术人员"相结合的精准医疗研究团队。医院可以加强与高校、技术公司之间的合作[11]，联合培养精准医疗领域的高精尖人才。对于高校而言，要制定教师发展规划，根据学科、专业发展需要，有重点地培养教师，培育优势学科、专业队伍；重点培养品德好、热情高、干劲足、具有发展潜力的教师，强化对学科带头教师的培养；引进不同学科、不同专业的教师，促进人才队伍的学科交叉性，对于一些有特殊需求的岗位、新办专业，要采取更加优惠的政策吸引人才。

对于精准医疗人才队伍建设，要以知识为本，以实践为手段，以创新为核心，以提高素质为目标，真正地将医疗人才转化成精准医疗行业的发展动力，促进我国医疗事业的长远发展。

（3）创新人才培养模式

首先，提升学生对精准医疗理念的认识，将精准医疗理念融入到日常教学内容、教学思路、教学方法中，使学科前沿知识，特别是基因检测、云数据库分析、蛋白质组学等知识贯穿于日常教学中，以精准治疗为教学目的。教师应重新定位学生的培养目标，按照精准医疗的特点和要求，改变教学方式，培养高精尖专业人才。

其次，提高学生精准医疗相关技术应用能力。必须经过实践锻炼，精准医疗专业人员才能对患者进行精准诊断、精准治疗、精准用药。需加强实验平台的软硬件建设，以满足学生日常实验的需要。通过参与实验平台建设和学习先进技术，学生将精准医疗理念与先进技术进行对接，形成合理、先进的精准用药理论体系。

最后，强化理论与实践技能的结合。当前，医学人才培养模式基本上采用从基础医学到临床医学的两阶段制，该模式最大的问题是不容易实现基础医学和临床医学的衔接，使两者在内容体系上呈分离状态。由于精准医疗需要不同学科之间的交叉，强调专业技能与人才的匹配，这就要求创新当前理论与实践模式，加强理论与实践教学的融合，与专业知识相互衔接、融会贯通，同时还要结合学生的兴趣和个性发展需要进行分类培养，针对不同类别学生特点，制定合理的培养方案，让学生乐有所学、学有所成、人人成才。

此外，针对当前医疗人才学历层次参差不齐等问题，需联合高等院校创新人才培养模式。相关医疗机构可向相关部门申请，加强面向精准医疗专业方向的免费医学生培养，培养经费可纳入各层级财政，学生毕业后需按照协议到指定医疗机构就业，真正实现学以致用。

6.3.3　优化人才队伍建设体系

优化人才理念，以思想创新促进人才队伍建设，各医疗机构需要重视人才培养的设计和规划，把人才培养作为机构发展的重要内容，纳入医疗机构整体的战略规划，真正做好团结、引领、服务工作。

优化发展定位，以差异化竞争促进人才队伍建设，凝聚优势学科，突出重点，精准发力，不断优化人才结构，打造医院特色，实现多元化人才齐头并进式的发展趋势。

优化制度政策，以方法创新促进人才队伍建设，争取打破固有的束缚人才发展的制度政策，从人才培养、流动、评价及激励多方面探索推进，为人才的创新发展提供应有的制度便利。

优化机制运行，以激励导向促进人才队伍建设，以能力考评为核心，在人才的选拔、培养、价值实现环节结合动态评估管理形式，促进人才不断加强学习，注重综合素质的提升，最大限度地调动人才的积极性。

优化平台支撑，以功能强化促进人才队伍建设，为发挥人才在科研领域的重要作用，医疗机构应加大科研基础研究平台及临床研究平台的建设，努力升级信息平台。

优化人才培养途径，以队伍内涵提升促进人才队伍建设。医疗机构应基于当前医疗水平现状及科研需求，通过分类分级管理，全盘考虑机构战略发展需要，有选择有重点地进行人才培养，让人才培养管理具有针对性，能够契合医疗机构核心竞争力的培育，与医疗机构发展形成良性循环的态势。

参 考 文 献

[1] 张文静. 缺位的遗传咨询师[N]. 中国科学报, 2018-07-27(1).

[2] 方亚楠. 健康医疗信息化复合型人才队伍建设探析[J]. 科技创业月刊, 2018, 31(12): 144-146.

[3] 杨梦洁, 杨宇辉, 郭宇航, 等. 大数据时代下精准医疗的发展现状研究[J]. 中国数字医学, 2017, 12(9): 27-29.

[4] 林晓斐. 国务院办公厅印发《中国防治慢性病中长期规划(2017—2025 年)》[J]. 中医药管理杂志, 2017, 25(4): 14.

[5] 高军, 陈圣慧. 解决重大疾病的防治, 推动医药体制机制的改革 中国疾控中心主任王宇谈重大疾病防治[J]. 首都食品与医药, 2015, 22(11): 38.

[6] 缪荣明. 新时代开启医疗人才队伍建设新征程[J]. 中国疗养医学, 2018, 27(6): 571-572.

[7] 史力群, 张燕, 刘永春, 等. 精准发力 提升基层医疗服务能力[J]. 现代医院, 2019, 19(7): 941-943,948.

[8] 廖小莉, 李永强, 韦军葆. 精准医学时代下的肿瘤学研究生创新创业思维的创新探索与研究[J]. 医学信息, 2018, 31(9): 39-41.

[9] 施可庆, 林镯. 精准医学模式下临床医学生的综合能力培养探索[J]. 教育教学论坛, 2017, (39): 98-99.

[10] 崔明辰, 王建国. 略论医学人才培养与精准医学思维[J]. 卫生职业教育, 2018, 36(1): 5-6.

[11] 祝嫦娥, 陈昭蓉, 周丹丹, 等. 基层卫生人才队伍建设路径探索[J]. 医学与社会, 2019, 32(9): 24-27,51.

7

精准医疗服务政策保障分析

7.1 精准医疗服务相关政策梳理

7.1.1 国内政策

精准医疗是一项复杂的系统工程，政策是基本门槛，基因测序是基础，大数据是关键，只有政策扶持解决门槛问题、基因测序技术突破夯实基础、软硬件结合解决大数据关键问题，才可能实现真正意义上的精准医疗。在全球精准医疗发展的影响下，我国相关部门积极出台政策，促进精准医疗相关的基因测序、靶向治疗等的发展。2015年以来，我国在精准医疗领域密集发布相关政策，加速推进行业监管的跟进和政策方向的指引。

2015年1月，《国家卫生计生委妇幼司关于产前诊断机构开展高通量基因测序产前筛查与诊断临床应用试点工作的通知》审批通过了109家医疗机构开展高通量基因测序产前筛查与诊断（NIPT）临床试点。2015年2月，国家主席习近平批示科技部和国家卫生计生委，要求成立中国精准医疗战略专家组。2015年3月，科技部召开了首次精准医学战略专家会议。2015年4月，国家卫生计生委公布首批肿瘤基因测序临床应用试点单位。

2016年3月8日，科技部公布了《科技部关于发布国家重点研发计划精准医学研究等重点专项 2016 年度项目申报指南的通知》，明确了推动精准医学的研究，精准用药及基因测序大规模产业化瓶颈或被打破。2016 年 7 月，国务院通过"十三五"科技创新专项规划，精准医疗等领域将启动新的重大科技项目。

2017 年是精准医疗快速发展的一年，政策层面与时俱进，规范与大力支持并举；技术层面，检测、诊断、测序技术、液体活检、细胞治疗、抗体药物研发、大数据、生物样本库等领域不断创新发展，精准医疗步入发展快轨。国家出台了一系列政策，从国家层面推进我国精准医疗发展，基因产业进入了产业发展之路。主要政策有：

2017 年 1 月，国家发展改革委正式发布《"十三五"生物产业发展规划》，涉及基因检测、基因编辑、细胞治疗、免疫治疗等多个领域。规划目标是实现基因检测能力（含孕前、产前、新生儿）覆盖出生人口 50% 以上。同时，到 2020 年，生物产业规模要达到 8 万亿～10 万亿元。推动重点领域新发展，包括加速新药创制和产业化、加快发展精准医学新模式、推动医药产业转型升级、构建智能诊疗生态系统等。打造标准化基因检测、基因数据解读、液体活检、中药检测等专业化独立第三方服务机构，推动检测和诊断新兴技术在生物产业各领域的应用转化。培育符合国际规范的基因治疗、细胞治疗、免疫治疗等专业化服务平台，加速新型治疗技术的应用转化。支持高端的基因合成、基因编辑等专业技术服务机构，推动新型共性技术的专业化服务。

2017 年 2 月，国家发展改革委官网公布《战略性新兴产业重点产品和服务指导目录》（2016 版）的具体内容。其中，涉及生物信息系统（基因组信息、蛋白组信息、系统生物学信息等）和数据库的建立、维护和发掘利用服务，生物大数据、医疗健康大数据共享平台；基因测序、药物筛选、实验动物模型、规模化动植物转基因等方面的专业技术服务；实验室仪器设备、试剂的供应、维护、检测监测服务；生物安全实验室、GMP 生产车间的设计、建造、维护、报批和监控服务；针对个性化健康保障和精准医疗的基因检测服务，线上线下相结合的智能诊疗生态系统，针对重大疑难病症的生物治疗服务，基于物联网等技术开展的社区和家庭远程健康管理服务。

2017 年 4 月，科技部制定《"十三五"生物技术创新专项规划》，要求突破新一代生物检测技术、新一代基因操作技术、合成生物技术、脑科学和类脑人工智能、微生物组技术、纳米生物技术、生物影像技术、生物大数据、组学技术等若干前沿关键技术。

2017 年 6 月，国家六部委联合印发《"十三五"卫生与健康科技创新专项规划》，其内容涉及基因测序、基因编辑、干细胞、免疫治疗、细胞治疗等热门领域，重点发展个性化健康服务、协同医疗、智慧医疗、医学应急救援等新型健康服务技术，创新疾病诊疗和健康管理服务模式，推动晚期疾病治疗模式转变为早期健康促进模式。

2017 年 10 月，国家发展改革委办公厅发布《关于第二批基因检测技术应用示范中心建设方案的复函》，标志着由国家发展改革委牵头建设的基因检测技术应用示范中心建设项目，正式在国家战略层面上快速推动我国基因产业规范化、跨越式发展。

2017 年 12 月，国家卫生计生委办公厅发布了两项个体化医学指南——《感染性疾病相关个体化医学分子检测技术指南》和《个体化医学检测微阵列基因芯片技术规范》，前者主要适用于开展个体化医学分子检测的医疗机构的临床检验实验室，同时供从事感染性疾病诊治的临床医师参考，后者适用于医疗机构开展微阵列基因芯片个体化医学检测服务。

7.1.2   国外政策

2011 年，美国政府发表了《向精准医学迈进》的报告，提出对疾病进行重新分类，并对每一细分类别对症用药。2015 年 1 月底，美国总统奥巴马在国情咨文演讲中提出启动精准医疗计划，并计划从 2015 年 10 月起开始投入 2.15 亿美元用于该计划相关项目。

2015 年，澳大利亚启动"十万基因组"计划，通过测序罕见疾病和癌症患者的基因组，创建大规模澳大利亚国民基因数据库，推动相关药物的进一步研究和发展，构建一个基于基因组学的新医疗卫生服务系统。

2015 年 11 月，韩国启动"万人基因组"计划，旨在绘制标准人类基因组图谱，发展本国的人类基因组分析技术及依托基因组的疾病诊断和治疗技术等目标。

2017 年 5 月，美国 FDA 批准默沙东公司的"明星"PD-1 抗体 Keytruda 用于治疗携带一种特定基因特征的任何一种实体瘤。这是 FDA 批准的首款不依据肿瘤来源，而是依据生物标志物进行区分的抗肿瘤疗法，这意味着分子诊断为精准治疗提供核心依据的时代来临[1]。同年 8 月，FDA 批准瑞士诺华公司推出的全球首个上市的自体细胞嵌合抗原受体 T 细胞（CAR-T）疗法 Tisagenlecleucel（CTL019，商品名：Kymriah），标志着部分肿瘤患者迎来了全新的"活细胞治疗药物"，T

细胞疗法的疗效、安全性和整个商业化流程获得认可[2]。10 月，FDA 宣布批准了 Kite Pharma 的 CAR-T 疗法 Yescarta（axicabtagene ciloleucel）上市，用于治疗罹患特定类型的大 B 细胞淋巴瘤成人患者，这是 FDA 批准的首款针对特定非霍奇金淋巴瘤的 CAR-T 疗法，也是第二款获批的 CAR-T 疗法。12 月，FDA 发布两项精准医学监管指南，即 *Developing Targeted Therapies in Low-Frequency Molecular Subsets of a Disease* 和 *Investigation IVD Used in Clinical Investigations of Therapeutic Products*，概述了加速开发靶向药物及临床试验中体外诊断器械的监管要求。

2018 年 7 月，美国 FDA 发文表明致力于推进基因疗法的发展并发布 6 项指南，即《血友病基因疗法指南》《视网膜疾病基因疗法指南》《罕见病基因疗法指南》，以及《对基因疗法临床研究申请（IND）的 CMC（chemistry、manufacturing and control）信息建议》《基于逆转录病毒载体的基因疗法的生产建议》《对基因疗法后长期随访的建议》等。

2018 年 10 月，英国政府宣布将在未来五年内开展"五百万人基因组"计划，并表示从 2019 年起，全基因组测序将被作为标准之一辅助重病患儿、患有难治愈或罕见疾病成年患者的治疗。作为迄今为止全球最大规模的人群基因组计划，这标志着精准医疗研究进入大数据阶段的分水岭。

综上所述，国内外政策文件基本聚焦在个体化治疗基因层面上的肿瘤和罕见病治疗。其中，个体化治疗是精准医疗的内涵，不同于传统的诊疗模式，契合中医上的"同病异治"和"异病同治"的辨证诊疗模式，成为各国政策关注的焦点，也是医学诊疗模式发展的重要领域。

7.2 精准医疗服务政策工具分析

政策工具是政策实施的一种选择手段，是政府为了实现特定的目标而采取的一些措施，是政策实施的现实需要，是政策功能的体现，是政策分析框架的基础理论，是理论与实践相结合的产物[3]。

7.2.1 精准医学的政策工具分类

政策工具有多个分类模型，目前并未形成统一的分类标准。Schneider 和 Ingram 将政策工具划分为 5 种类型[4]：权威型、诱因型、建立能力型、象征或劝说型、学习型。英格拉姆等将政府工具分为激励、能力建设、符号和规劝、学习4种类型。加拿大公共政策学者 Hewlett 和 Ramesh 根据政府介入程度将政策工具分为3种类型[5]：强制型、自愿型和混合型。Salamon 将政府工具分为直接行政、社会管制、经济管制、合同、拨款、直接付款、贷款担保、税收支出、收费与用者付费、债务法、政务公司和凭单制等[6]。Rothwell 和 Zegveld 将政府工具分为3种类型[7]：需求型、供给型和环境型。刘秀玲等[3]在 Rothwell 3 种类型政策工具的基础上，增加了战略面和评估面工具。Mcdonnell 和 Elmore 根据工具所要获得的目标将政府工具分为命令性工具、激励性工具、能力建设工具和系统变化工具[8]。赵筱媛等[9]提出了战略层、综合层和基本层的政策工具结构层次，首次强调了战略层的重要性。

综上所述，各位学者基于自身的研究视角，从不同的维度进行了政策工具的类型划分，以便更好地分析政策。总体来看，政策工具多以供给面、需求面和环境面三类为主，并将其运用于各领域，对战略面工具的研究相对较少，但以国家总体战略纲要为主体的战略面政策是各项活动的战略指导，发挥着全局引导作用。结合精准医疗发展的需要和趋势，本书主要从政策主体、政策工具和政策目标三个层面构建精准医疗发展政策支撑体系，为政策的构建和实施提供理论框架和有益启迪，为精准医疗服务和产业化的发展提供理论指导，助推我国精准医疗服务和产业的发展，故此处提出了战略面、供给面、需求面和环境面四类精准医疗发展政策工具（表 7-1）。

表 7-1 精准医疗发展政策工具分类

分类	政策工具	含义
战略面	规划、纲要	对精准医疗服务和产业化发展进行战略目标定位，进行中长期规划，起到统筹规划的作用，为精准医疗的发展提供指导方向
供给面	人才支持	政府根据精准医疗发展需求，建立健全人才支持政策，培养具有生物学、信息学等多学科背景的综合性人才
	数据支持	政府根据精准医疗数据管理现状，制定数据格式、存储等一系列政策，规范医疗健康数据
	资金支持	政府从资金方面对精准医疗项目和科研机构提供支持
	技术支持	政府鼓励精准医疗各项科技发展，积极鼓励和引导多源异构数据融合技术和医学信息技术的发展
	公共服务	提供与精准医疗服务和产业化发展相匹配的基础服务设施，如国家重点实验室、科技平台建设及专业咨询服务机构等

续表

分类	政策工具	含义
需求面	政府干预	政府制定一系列激励政策,鼓励生物样本库的建立、数据的共享和融合等
	市场监管	政府对精准医疗产业化市场主体或需求实施各项引导措施
	服务外包	政府或者科研院所将精准医疗中的部分服务委托给企业,协作发展,促进产学研结合,推动精准医疗的研发工作
环境面	财政税收	政府给予医疗机构或患者税收上的减免或者费用上的补贴
	法律法规	政府通过产业准入机制、产业规章等规范市场秩序
	政务服务	政府为精准医疗服务部门或机构提供便利的政府办公服务
	系统性政策	政府根据精准医疗产业的发展需求,制定一系列区域政策、行业政策等来引导和助推精准医疗产业化发展

战略面精准医疗发展政策是政府为精准医疗的中长期发展制定的长期战略方向和规划,为精准医疗的发展定位目标,统筹规划精准医疗的发展方向。战略面精准医疗发展政策工具主要包括规划和纲要等。

供给面精准医疗发展政策是为精准医疗的发展提供市场供给,通过对人才、信息、技术、资金等的政策支持,改善各供给要素的供给情况,优化供给市场,进而推动精准医疗服务和产业化的发展。供给面精准医疗发展政策工具主要包括人才支持、数据支持、资金支持、技术支持和公共服务。

需求面精准医疗发展政策是通过政府政策引导,增加市场对精准医疗的服务或产品的开发,通过增加对精准医疗的需求,定义服务或产品的新功能需求或更好地表达需求来诱导或者加速精准医疗的需求和创新。需求面精准医疗发展政策工具主要包括政府干预、市场监督和服务外包。

环境面精准医疗发展政策是政府通过金融、财政、税收等措施引导和营造良好的精准医疗发展环境,为精准医疗服务和产业化的发展提供有利条件,通过市场整体环境来引导精准医疗的有效持续发展。环境面精准医疗发展政策工具主要包括财政税收、法律法规、政务服务和系统性政策。

7.2.2 精准医疗发展政策工具的关系

从四类精准医疗发展政策工具的定位和目标来看,战略面政策工具独立于精准医疗服务,对整个精准医疗发展进行统筹规划和目标定位,供给面工具、需求面工具和环境面工具则直接作用于精准医疗服务和产业化发展。

总体来说，战略面政策工具指导和引领供给面政策工具、需求面政策工具和环境面政策工具的活动和作用；供给面政策工具对精准医疗服务及其产业化发展起到推动作用，推动精准医疗服务发展；需求面政策工具对精准医疗服务和产业化发展起到拉动作用，拉动精准医疗服务需求；环境面政策工具对精准医疗服务和产业化发展起到影响作用，影响精准医疗服务和产业化发展的环境。

四类精准医疗发展政策工具相对独立又相互协调，共同作用于精准医疗服务和产业化发展（图7-1），助推精准医疗的发展。

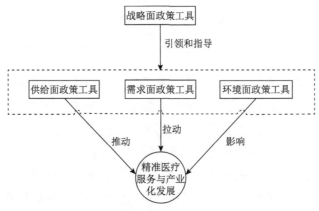

图 7-1　精准医疗发展政策工具关系

7.2.3　精准医疗发展政策支撑体系路径分析

正确理解政策工具在政策支撑体系中的作用，能够帮助政策主体更好地使用政策工具，使得政策支撑体系发挥更大的效用。本部分借助系统理论，从政策主体、政策工具和政策目标三个方面构建了精准医疗发展政策支撑体系（图7-2）。

政策主体是各项政策的制定和发布者，政策工具则是为了达成政策目标而采用的手段，政策目标则是政策支撑体系的最终目的，政策主体通过政策支撑体系中的各种政策工具的使用来达成政策目标。

根据前文所述，借助战略面、供给面、需求面和环境面四类政策工具共同达成政策目标，推动精准医疗服务和产业化的发展。

（1）战略面政策工具

战略面政策工具主要是政策规划和纲要等手段。战略面政策工具主要指在国

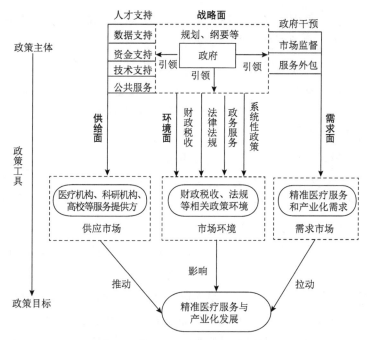

图 7-2 精准医疗发展政策支撑体系

家层面制定精准医疗的规划和纲要，为精准医疗准确定位，为精准医疗的发展提供指导方向，同时引领和指导供给面、需求面和环境面政策工具的应用，合力推动精准医疗服务和产业化发展。

（2）供给面政策工具

人才支持是以为精准医疗提供更为优秀的人才队伍为目标，以精准医疗人才需求为导向，建立和完善人才相关机制。一方面，要重视综合性人才的培养、引进和继续教育，培养一批同时具有生物学、信息学和医学背景的复合型高级人才，但不能忽视医生的主体作用。医生是临床决策的主体，技术只是临床决策的辅助手段[10]。另一方面，要以改进医学人才培养模式为导向，将医学信息技术与医学传统培育模式有机结合，培养出一批医学理论扎实、临床经验丰富、大数据处理在行的全面型创新人才。

数据支持是提高和优化数据共享问题。我国生物样本库资源丰富，但是由于缺乏有效的共享机制，我国生物样本库的开发利用较少[11]，因此国家层面应该完善数据管理问题。一方面，制定医疗数据统一的标准，规范医疗数据格式，为不同医疗机构之间、部门之间的数据整合提供保障，实现各地方医疗资源的互联互通。另一方面，如果生物样本库资源无法共享，那么精准医疗的发展将会受到极大的限制，因此还要在保护数据安全的基础上，建立长期有效的共享机制，促进生物样本库之间和医疗资源之间的整合，实现数据的开放共享。

资金支持是为精准医疗重点项目和产业投入足够的资金，使其能够有效运转。重点产业的发展离不开资金的支持，国家层面应建立有关精准医疗的专项基金支持，创造精准医疗研发的有利条件，为人才的引进和培养、技术发展、公共服务等提供资金保障，加快精准医疗攻克难关和可持续发展。

技术支持是为精准医疗的发展提供先进的技术。精准医疗的技术主要包括基因测序、生物信息等医学技术和数据挖掘、影像处理等计算机技术。对于当前精准医疗所面临的技术难关，国家应加强对原始技术的引导，积极鼓励多学科技术的融合交叉，鼓励发展精准医学相关的前沿技术，促进理论基础和科技成果的相互转化。另外，面临当前严重的"信息孤岛"现象，国家要重视数据的标准化和共享化，制定相关的数据标准和共享机制，加强医疗数据的规范化和共享化，促进多源数据的融合。更为重要的是，要加强信息安全建设，规范信息安全体系，重视信息安全技术发展，为多源异构数据的融合提供保障，为生物样本库的挖掘提供可能性，为前沿技术的发展提供平台，丰富生物样本数据库，加速精准医疗成果转化，实现关键技术的突破，推动精准医疗的快速发展。

公共服务是国家层面提供与精准医疗服务和产业化发展相匹配的基础服务设施，提供精准医疗项目规划和建设，为相关服务和产业的发展提供基础保障，大力发展精准医疗基础建设，相关设施的出现为技术产业化发展提供基础，促进精准医疗产业的普及，满足患者需求的多样性。

（3）需求面政策工具

需求面政策工具包括政府干预、市场监督和服务外包3种手段。

政府干预是通过政府的干预积极引导精准医疗的需求，一方面，刺激产业的需求，通过政府对精准医疗发展的政策支持，扶持重点产业，如研发、前沿技术等，引导精准医疗的发展方向，推广精准医疗示范体系，刺激精准医疗服务需求市场，助推精准医疗相关产业发展。另一方面，刺激人才的需求，优化对特殊紧缺人才的引进政策，各地方可根据实际构建符合当地特色的人才引进机制，大力吸引紧缺型人才，同时，完善对精准医疗相关人才的遴选和激励机制，加大人才引进力度，建造出一批具有国际竞争力的精准医疗人才队伍。

市场监督是通过政府对精准医疗服务和产业主体进行引导。首先，以精准医疗重点研发计划总体目标为导向，做好顶层设计，形成精准医疗服务和产业发展的顶层制度框架，明确精准医疗服务监管的主体机构和责任[12]，制定问责机制和监管标准，规范精准医疗服务和产业发展方向。其次，加强对生物样本数据和隐私安全的保护，制定相应的条款和准则，对生物样本的捐助者在安全和合法权益上进行合理的保护，在生物样本的使用上，加强对数据安全和隐私的保护，明确数据使用边界。最后，强化伦理审查流程，加强对精准医疗实施过程中的伦理审查，加强伦理监管体制，完善伦理评价体系建设。

服务外包是通过外包的形式将精准医疗部分服务外包给企业，刺激需求市场，同时利用企业先进的生产力为精准医疗的发展注入新的活力，借助高新技术促进精准医疗的发展。

（4）环境面政策工具

环境面政策工具包括财政税收、法律法规、政务服务和系统性政策4种手段。

财政税收是通过对精准医疗的服务项目和产业制定税收优惠政策。对患者的精准医疗相关服务项目采取政府补贴形式，引导患者对精准医疗服务的需求，在实际体验中提高患者认知，增强患者对精准医疗服务的满意度和忠诚度，刺激精准医疗服务的需求。对相关产业实行税收优惠，为精准医疗产业营造良好的税收环境，提高对相关产业的吸引力，进而刺激精准医疗服务项目和产业的供给。

法律法规是通过产业准入机制、产业规章等规范市场秩序。建立生物样本库准入机制，严格把控生物样本的质量，提高生物样本库的有效性，高质量的生物样本库是精准医疗发展的前提。建立产业准入机制，加强对健康产业的监管，严格把控健康产业质量和动向，提高精准医疗相关产业的核心竞争力，组建高水平的产业集群。

政务服务是为精准医疗服务部门或机构提供便利的政府办公服务。一方面，对精准医疗的各种政务服务开设专用通道，节省相关人员和部门的业务办理时间，提高政务服务的便捷性。另一方面，制定精准医疗技术创新政策，简化技术形成到产业化的流程[13]，提高审批速度，缩短精准医疗相关产业从研发到实践产品的转化时间，加快精准医疗成果转化，提高诊疗水平，提升产业创新能力。

系统性政策是政府根据精准医疗产业的发展需求，制定一系列区域政策、行业政策等，营造良好的行业氛围，引导精准医疗相关产业、行业、企业和科研机构的发展，引导和助推精准医疗产业化发展。

综上，通过战略面、供给面、需求面和环境面政策工具的支撑和协作，不断对我国精准医疗发展方向进行引导和需求拉动，逐渐攻破精准医疗的关键技术，满足患者需求的多样性，促进精准医疗服务和产业的发展和推广，推动医学科技发展，提升临床水平，提高我国国际竞争力。

7.3　精准医疗服务保障措施

精准医疗作为一种新型的疾病预防和诊疗方式，已上升至国家战略，并逐渐被其他各国重视，它是医学顺应时代发展和科技创新的重要发展方向。我国精准医疗的直接目标便是发展和推广惠及大众的精准医疗项目，提高我国医疗水平。为此，我国在精准医疗的发展方面也实施了诸多措施，将精准医疗纳入国家战略。2015年我国开始投入专项资金部署精准医学战略，2016年又将精准医疗纳入"十三五"规划，真正将精准医疗置于国家战略层面，加强顶层设计，加快精准医疗建设步伐，最终实现精准医疗及其产业化的快速发展。通过政策工具对精准医疗发展政策支撑体系进行理论分析，结合精准医疗实际发展需要，现提出以下政策保障措施。

7.3.1　做好精准医疗发展的顶层设计

通过对政策文件的检索发现，我国还未出台针对精准医疗的政策文件，目前只是将精准医疗的发展置于了国家战略层面，虽开展了精准医疗示范基地和试点，但基本是一种碎片化的发展，尚未形成系统的发展路径，精准医疗的发展亟须顶层规划。因此，建议出台精准医疗的若干政策，从战略面、供给面、需求面和环境面四个方向对精准医疗的发展进行引领、推动和拉动，加强政策工具的示范和引导作用，进而实现政策目标。

各地应积极进行应用研究的探索，包括精准医疗的基本内涵和临床应用范围。建立政府领导、多方参与、资源共享、协同推进的精准医疗工作布局。科技部门要联合发展改革委、卫生健康委、财政部门等综合统筹、强化实施，各有关部门要密切配合、形成合力，推动精准医疗重点任务的落实。

事实上，精准医疗已受到政府和科技界的重视，现已有恶性肿瘤、心脑血管疾病、糖尿病、罕见病及出生缺陷病方面的相关团队在开展工作。国家发展改革委印发的《"十三五"生物产业发展规划》指出，构建生物医药新体系，加快发展精准医学新模式。从国家层面，强调以临床价值为核心，构建全程的精准监管体系，提供安全有效的数据信息，实现药物精准研发；强调以个人基因组信息为基础，结合相关内环境信息和生物学信息库，利用基因测序、大数据分析等手段，在产前胎儿罕见病筛查、肿瘤、遗传性疾病等方面实现精准预防、诊断和治疗；

对特定患者量身设计最佳诊疗方案，在正确的时间、给予正确的药物、使用正确的剂量和给药途径，达到个体化治疗的目的。

7.3.2 开发和储备精准医疗服务人力资源

为了制定个体化的疾病预防和治疗方案，精准医疗服务离不开优质的医疗服务人才，如分子层面的检测技术服务人才、基因组学等层面的分析技术人才、靶向药物等层面的生物医药技术服务人才、手术机器人等人工智能服务产业人才及大数据分析人才。为更好地开发和储备精准医疗服务人力资源，主要从以下几个方面着手：

一是要充分认识到精准医疗服务人才培养和储备的重要性，培养符合实际需要的现代精准医学人才。从根本上保证以人为本的精准医疗发展思想，科学制定精准医疗服务人才战略规划，尤其要抓好精准医疗服务相关技术人员储备工作，为今后的精准医疗服务产业化奠定基础。

二是要重点开展高校精准医学教学和科研工作，构建完善的精准医学人才培养基础教育体系。精准医学人才的培养要区别于一般的传统医学教育，培养医学、工学、理学、管理学等多学科交叉新型医药卫生领域的精准服务人才。

三是要创新专业人才继续教育形式，完善多层次、多类型人才培养培训体系，推动政府、高等院校、科研院所、医疗机构、企业共同培养人才，促进精准医疗服务人才队伍建设。着力培育高层次、复合型的研发人才和科研团队，培养一批有国际影响力的专门人才、学科带头人和行业领军人物。

四是要以资金和政策为抓手，提高精准医疗服务人员的支持力度。政府和企业要加大对精准医疗研发机构人员及其精准医疗专项的经费投入。在资金和政策上给予倾斜，解决精准医疗服务人才培养难、引进难和留住难的问题。研究制定政府支持政策，从财税、投资、创新等方面对精准医疗服务人才开发给予必要支持。放开精准医疗服务机构的设置门槛，给社会资本、企业等更大的进入空间，共同开发精准医疗服务人才。

7.3.3 推动精准医疗服务相关技术的提升

精准医疗作为数据支撑下的新兴医学模式，是医学和信息化等技术发展到一定程度的产物，医疗健康大数据起到主要的支持和推动作用。换言之，精准医疗主要涉及医学相关技术和计算机相关技术，体现在以下方面：

从医学技术层面看，精准医疗研究疾病发生的个体化差异因素，小到分子层面，大到生活环境层面。精准医疗是将基础医学与临床医学研究进行整合，重点是扩展对组学的研究，实现提高单核苷酸、单细胞、单分子分辨率等的技术突破。众所周知，疾病表型的发展变化涉及基因组、转录组、表观组、代谢组及蛋白质组等不同层次的病理变化过程，这表明要深入基础医学研究，提升基础医学实验技术水平，包括机能学技术（离体组织器官实验技术、在体动物实验技术、机能学综合实验技术等）、形态学技术（组织切片染色技术、细胞生物学实验技术等）和生物技术（细胞工程技术、分子生物学技术、蛋白质组学技术、生物芯片技术、RNA 干扰技术等），同时要结合临床应用，实现精准医疗目标。

从计算机技术层面看，计算机技术可以提升研究对象的数量级，在数量级增加的同时，计算复杂程度也会呈指数增长；对患者的相关资料进行大数据分析，如电子病历、生化数据、基因检测数据等，也需要更高水平的计算机技术。将精准医疗应用于临床，需要对基因数据和生物医学数据进行智能分析和解读，用大数据分析手段挖掘数据中蕴含的与疾病有关的信息，以提高诊断和临床治疗效果。

7.3.4 建立和完善精准医疗服务监管机制

伴随精准医疗服务与应用的升级和扩展，相应的精准医疗服务行业或产业如雨后春笋般涌现，社会上出现了众多的基因检测公司、生物医药生产商、检验公司等。其中，基因检测又包含科研级基因检测、临床级基因检测、消费级基因检测等。精准医学相关产业的市场容量和发展空间巨大，如何进行有效监管以规范精准医疗发展环境，是建立和完善精准医疗服务监管机制的根本出发点。

一是要加大精准医疗服务的宣传力度，引导人民群众理性选择，加强精准医疗服务发展政策解读，大力宣传应用发展的重要意义和应用前景，积极回应社会关切，形成良好社会氛围。积极引导医疗卫生机构和社会力量参与开展形式多样的科普活动，宣传普及精准医疗服务应用知识，不断提升人民群众掌握相关精准医疗知识的能力和社会公众的健康素养。

二是要明确精准医疗服务市场监管主体，按照以市场监督管理局为核心，联合卫生健康部门、卫生监督部门、药品监管部门、价格主管部门、医保部门、公安部门等各部门，形成执法合力。

三是要完善精准医疗服务的监管依据。政府监管作为市场机制的补充，要结合市场发展规律和监管需求，制定和颁布相应的管理规范和法律条例，做到有法可依，执法必严，规范和净化精准医疗服务发展市场环境。

四是要完善精准医疗服务的监管形式。实现"例行监督"与"专项督查"相结合，采用线上线下的监督举报形式，以便更好地打击欺骗人民群众的精准医疗服务行为。

参 考 文 献

[1] Anon. 美国 FDA 批准首个不区分肿瘤来源的抗癌疗法[J]. 肿瘤防治研究, 2017, 44(6): 445.

[2] 郑洪丽, 林欣. 全球首个"CAR-T"疗法获批上市, 开启肿瘤免疫治疗新篇章[J]. 科技导报, 2017, 35(22): 11-12.

[3] 刘秀玲, 谢富纪, 贾友, 等. 政策工具视角下的创新发展政策体系研究——以北京市为例[J]. 软科学, 2018, 32(8): 9-14.

[4] Schneider A, Ingram H. The behavioral assumptions of policy tools[J]. J Polit, 1990, 52(2): 510-529.

[5] Howlett M, Ramesh M. Studying public policy: policy cycles and policy subsystems[M]. New York : Oxford University Press, 2009, 548-580.

[6] 萨拉蒙 LM. 政府工具: 新治理指南[M].肖娜, 等译. 北京: 北京大学出版社, 2016.

[7] Rothwell R, Zegveld W. Reindusdalization and Technology[M]. Essex: Logman Group Limited, 1985.

[8] McDonnell LM, Elmore RF. Getting the job done: alternative policy instruments[J]. Educ Eval Policy Anal, 1987, 9(2): 133-152.

[9] 赵筱媛, 苏竣. 基于政策工具的公共科技政策分析框架研究[J]. 科学学研究, 2007, 25(1): 52-56.

[10] 何明燕, 夏景林, 王向东. 精准医学研究进展[J]. 世界临床药物, 2015, 36(6): 418-422.

[11] 蒋辉, 李红英, 李振良, 等. 我国生物样本库建设与成果转化焦点问题思考[J]. 医学与哲学(A), 2017, 38(2): 31-34.

[12] 涂永前. 论我国移动医疗服务法律监管制度之完善[J]. 武汉大学学报(哲学社会科学版), 2016, 69(6): 107-118.

[13] 谢青, 田志龙. 创新政策如何推动我国新能源汽车产业的发展——基于政策工具与创新价值链的政策文本分析[J]. 科学学与科学技术管理, 2015, 36(6): 3-14.

8

研究总结与展望

8.1 研 究 总 结

作为生物医学的新兴领域，精准医疗借助人类临床信息、基因信息及行为习惯等信息的集成来对疾病进行重新分类，实现疾病的精确预防、诊断、治疗和护理，可有效节省医疗资源，带来巨大的社会和经济效益。然而，当前未能有一个系统的框架体系来指导精准医疗服务的运行和发展，使得精准医疗的建设出现条块状、孤岛化等现象，影响了精准医疗更大价值的发挥，制约了精准医疗事业的进一步发展。本书介绍了精准医疗服务系统系统化构建与发展的针对性的理论和应用研究。

首先，本书研究介绍了课题研究的背景，在总结国内外研究的基础上提出研究问题，并深入分析了精准医疗服务系统的基本研究框架；其次，对精准医疗服务系统的概念进行界定，从精准医疗服务系统的形成机制入手，分析了精准医疗服务系统形成的动力因素及其多维动力关系，厘清精准医疗服务系统的关键要素及要素间的关系，进而构建了精准医疗服务系统的形成机制模型；然后，基于上述机制模型框架，构建了精准医疗服务系统，并从运行机制、人才保障、价格机制、评价体系和政策支撑五个方面展开对精准医疗服务系统运行保障机制的研究，从管理和政策的角度提出相关建议，以支撑精准医疗服务系统的有效运营和助推精准医疗的可持续发展。总体来说，本书研究形成了以下成果：

（1）对精准医疗及其发展进行了理论介绍

介绍了精准医疗产生的背景，总结了国内外精准医疗的研究现状以及存在的问题。对精准医疗的概念和内涵进行了梳理，在此基础上界定了本书精准医疗及其服务系统的概念。

（2）对精准医疗的形成机制进行了分析

从国家层面的政策驱动、精准医疗发展市场需求驱动及先进技术驱动三个方面分析精准医疗服务系统形成的动力因素及其多维动力关系；基于系统论，从生态系统的服务主体、服务环境和服务链角度分析了精准医疗服务系统的构成要素，进而构建了包含一个驱动力和一个支撑力的精准医疗服务系统的机制模型；在关键要素分析的基础上整合系统资源，构建了以精准医疗服务供给系统和需求系统为基础，以服务产品系统为核心，以服务支撑系统为保障的精准医疗服务系统，可用于指导精准医疗理论体系与实践应用的发展。

（3）构建了精准医疗联合体

基于行动者网络理论、系统论和服务传递理论，立足于我国社会主义初级阶段的基本国情，构建精准医疗服务系统的行动者网络，从人类行动者和非人类行动者两个方面系统分析各"行动者"所面临的障碍及利益诉求。然后，从宏观和微观两个方面分析其构建动因，对其运行机制进行深入探讨，从机会识别、伙伴选择、合约谈判、组织模式选择与设计、动态调整五个阶段，合理的利益协调机制、有效的安全保障机制、长期的持续运营机制三个策略来实现精准医疗联合体的有效运作，并提出精准医疗联合体实施路径，助推不同医疗机构之间，甚至是与企业之间的协同合作，促进医疗数据的融合及医疗数据处理与分析技术的提升，提高精准医疗服务效率和效果，助推精准医疗服务的发展，提升我国临床医疗水平。

（4）厘清精准医疗服务成本和价格相关概念

从诊断层面、治疗层面和预防层面对传统医疗服务成本和精准医疗成本进行了对比分析，探讨了精准医疗服务的成本与价格，并从精准医疗服务的定价方式、临床检验检查项目的价格运行情况探讨了精准医疗服务下的临床检验检查项目的定价机制，为推动精准医疗服务价格运行奠定基础。

（5）构建了精准医疗服务质量评价体系

对精准医疗服务质量、医疗服务质量评价相关理论和评价方法进行了概述，并基于SERVQUAL质量评价理论、服务质量差距理论，结合精准医疗服务的实际需要，对精准医疗服务质量评价体系进行构建和验证，最终形成了符合我国基本国情和实际需要的包含有形性、可靠性、响应性、保证性、移情性和信息化6个维度25个指标的精准医疗服务评价的应用模型，为今后的理论探索奠定基础。

（6）对精准医疗人才队伍建设进行指导

通过分析精准医疗人才现状，发现我国存在本土精准医疗行业各类人才奇缺、各界对复合型人才的继续教育缺乏重视等问题，并从国民健康面临的挑战、精准医疗的发展需求以及实施精准医疗人才队伍建设的意义出发对精准医疗的人才需求进行了分析，最后提出从引进人才、本土人才培养和教育、优化人才队伍建设体系三个方面发展我国精准医疗人才队伍建设，为我国精准医疗的可持续发展提供人才保障。

（7）构建了精准医疗发展政策支撑体系

对国内外精准医疗相关政策进行了梳理，借助政策工具进行政策分析，提出了战略面、供给面、需求面和环境面四类精准医疗发展政策工具，并对四类精准医疗发展政策工具的关系进行了分析，进而从政策主体、政策工具和政策目标三个层面构建了精准医疗发展政策支撑体系，并结合精准医疗实际发展需要，提出做好精准医疗发展的顶层设计，开发和储备精准医疗服务人力资源，推动精准医疗服务相关技术提升，建立和完善精准医疗服务监管机制的保障措施。

8.2　研究展望

精准医疗伴随着医学大数据分析能力的快速提高和移动健康监测产品的不断出现及更新，已经对健康领域产生了重大影响。随着生物高科技的突飞猛进，从精准医疗的技术层面来看，其在临床上的应用正日趋成熟。无可非议，精准医疗具有定量化、个体化、事前预防和连续性四大特点，是对传统医学的重要革新，且进一步解决了传统医学的痛点，可避免医生过度依赖主观经验、描述和循证医学的大众数据；精准医疗能提高临床治疗质量，降低医疗费用，对于临床诊疗和人民群众身体健康具有重要意义。

精准医疗的本质是通过基因组学、蛋白质组学等组学技术和其他医学前沿技术，对大样本人群与特定疾病类型进行生物标志物的分析、鉴定、验证与应用，从而精确地找到病因及治疗靶点，进而实行有针对性的治疗，摆脱过去"一刀切"的局面，实现患者的个体化治疗，提高治疗效率和效果，节约医疗成本。可以说，数据库的建立是精准医疗的基础，医生需要大样本的数据库进行不断的训练、学习，从而找到疾病发生和发展的规律，而数据库的构建是精准医疗建设的第一步。

我国人口基数大，样本量大，病例种类丰富，可以构建数量更大、规模更大的基础数据库是我国精准医疗发展的主要优势之一，并且随着公众自身健康意识的不断提升，社会各界对精准医疗的关注度越来越高，需求也越来越大，这将为精准医疗带来巨大的市场价值。在相关技术方面，我国也正在持续进步。新一代DNA 测序等新型高通量技术的高速发展，是基因组学应用行业发展的重要驱动力，传统的技术正在逐步被更替。在医疗健康应用上，尤其是癌症检测和产前检测方面，技术的多元化和持续发展使得检测的广度、精度和准确度都有了极大提升。而近年来移动互联网技术、大数据处理技术向医疗健康服务业的加速渗透，也是基因组学应用行业发展的关键驱动力之一。此外，我国近年积极推进精准医疗发展，并将精准医疗纳入国家战略，在政策利好、市场需求和技术发展的综合推动下，精准医疗的发展会更加迅速。

为推动精准医疗的可持续发展，本书提出并构建了精准医疗服务系统，并对其运行保障机制进行分析和研究，但研究只是停留在理论构想层面，而在实际服务发生的过程中，各子系统内部会涉及更具体多样的结构以实现其组织特性和整体功能，本书中的研究未对服务供给流程的有序性和层次性等方面展开深入的探讨。另外，本书从宏观层面对精准医疗服务系统的运行机制、人才保障、价格机制、评价体系和政策支撑进行了阐释，为精准医疗服务系统的运行提供支持保障，但未就构建过程中可能涉及的信任问题、不稳定性、伦理问题等潜在影响进行深入探讨，其具体的实施和执行还需根据各地区域特点进行适当调整。

本书中的研究为后续精准医疗及其服务系统的发展提供了一定的理论基础，但其后续的实施如何与我国的医疗体制改革体系相结合（例如，在提升全民医疗福利、疾病早期诊断、合理配置医疗资源、有效控制医保费用等方面），依然任重道远。

尽管精准医疗旨在为每位患者量身定制治疗方案，从而建立一个健康世界，但医学界及社会各界对精准医疗仍存有争议，推广精准医疗仍面临巨大挑战，其中最大的挑战可能来自临床和保险业的接受度、个人信息保护和经济层面。组学技术和大数据分析技术的发展、生物信息学和临床的结合，使得精准医疗的快速发展成为必然趋势。精准医疗服务系统是精准医疗各项服务开展的载体。

构建精准医疗服务系统对于促进精准医疗计划落地、满足人们对于精准医疗服务的需求、提高医疗服务水平、推动我国医疗服务模式转型意义重大。目前，我国建设精准医疗服务系统的优势在于政府在推进精准医疗发展中给予了有力的支持，结合当前快速发展的组学技术和大数据分析技术，为精准医疗服务的顺利开展奠定了基础。当然，实际建设过程中也会有较多困难，比如如何有效评估考察精准医疗的经济社会效益，落实医保覆盖范围，让更多人受益从而扩大需求；如何更精准地捕捉人们的服务诉求；如何更好地协调各供给主体之间的关系等。

在国家政策的支持及社会各方的努力下，相信这些问题都可以一步一步得到解决，从而更好地进行精准医疗服务系统建设，满足人民群众的医疗保健需求。精准医疗的光明前景需要患者、医疗服务人员、保险业者，甚至政府和投资人等利益相关者共同努力。